肺癌臨床診療關鍵筆記

胸腔內科專家——賴俊良醫師

精準剖析與治療

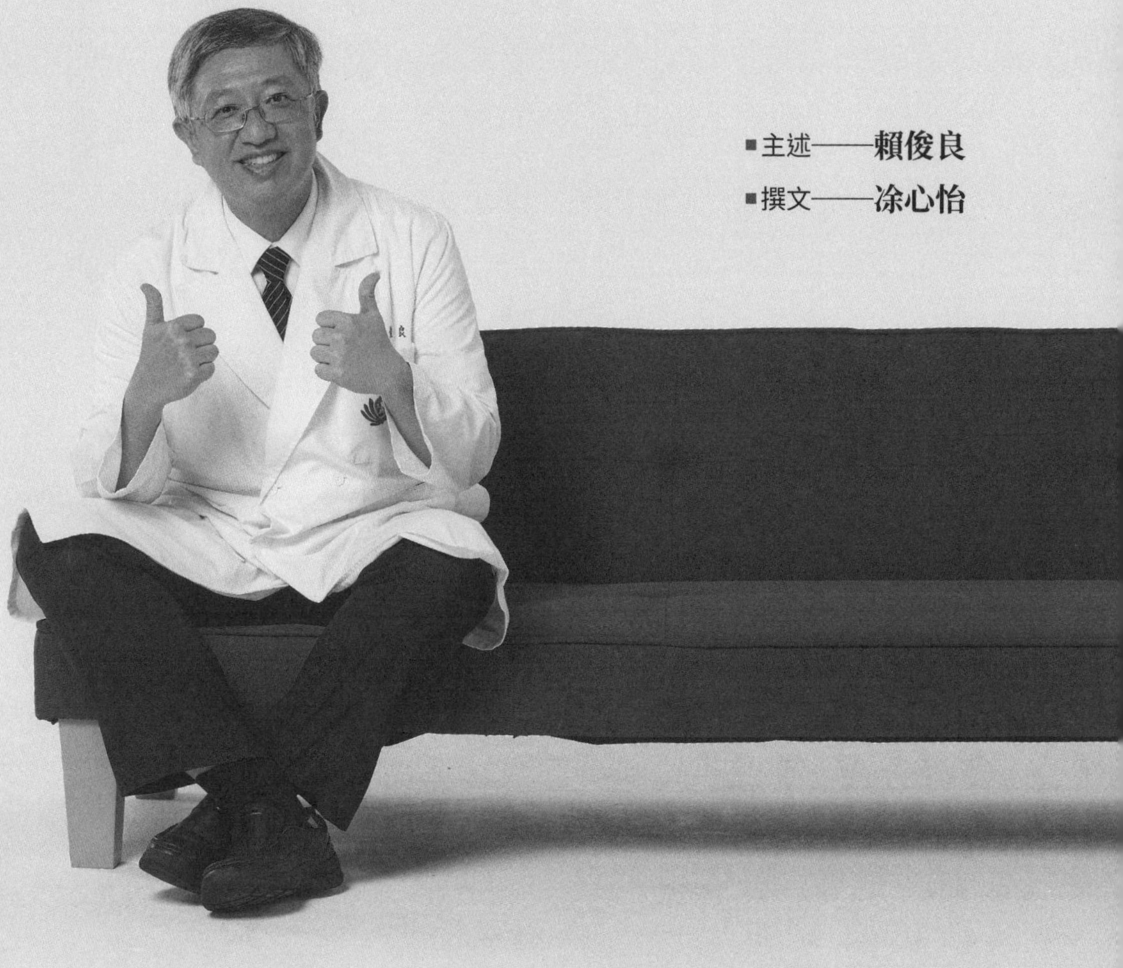

■主述——賴俊良
■撰文——涂心怡

原水文化

專文推薦1

極盡所能 雲嘉南肺癌病人的守護者

林俊龍
佛教慈濟醫療法人執行長

臺灣過去總把肝炎、肝癌稱為國病，然而近十年來，肺炎、肺癌已成為影響國人健康的關鍵因素。根據衛福部二〇二一年公布的國人十大死因調查報告，惡性腫瘤（癌症）、心臟疾病、肺炎居主要死因前三名；而「氣管、支氣管、肺癌」已連續三年蟬聯十大癌症死亡率第一名。

肺癌也是十大癌症中「醫療支出最高、死亡率最高、晚期發現比例最高」的三冠王。這麼難治的疾病，遠在嘉義大林慈濟醫院的胸腔內科，卻有一位長期致力於診治肺癌的醫師，默默照顧著雲嘉南的鄉親，並且照顧得很好，他正是大林慈院的賴俊良副院長。

大林慈濟醫院在西元二〇〇〇年啟業，是慈濟第四家啟業的醫院，當時我正好擔任創院院長，賴俊良則是啟業之初就來此報到的醫師，和我們一起在這間田中央的醫院打拼、創造更好的醫療品質與醫病關係。當時他非常用心，邀請了他在北部頗具權威的老師與先進定期來大林慈院指導，慢慢地，他也從中學習、成長，加上日積月累的臨床經驗，走出屬於他自己的一條路。

現在大林慈院在南部地區也成為肺癌治療重鎮，有很多困難醫治的病人都會被介紹到大林慈院找賴俊良副院長治療。更難得的是，他始終把病人放在第一位，只要病人有需要、能嘉惠於病人的，他都努力去完成，這也是慈濟醫療的精神。譬如，有些治療肺癌的標靶藥物，臺灣找不到，賴醫師下班後，大半夜裡還拚命寫信到國外藥廠四處去找藥，好不容易經過國外藥廠同意，他再寫信給衛福部讓其行文同意進口，來回往返大半年，終於順利幫病人申請到用藥，看到病人服藥後好轉，他比任何人都開心。

肺癌有許多一經發現、診斷就是第四期的病人，看到病人聞訊瞬間垮下臉來的驚愕與難過，賴俊良醫師總不斷鼓勵病人：「第四期並不代表就是末期，還是能治療的。」他從不放棄希望，總是想方設法來救治。他認真、嚴謹、不斷研究的精進態度及長年臨床經驗，輔以基因檢測，讓他能以精準治療有效延長了許多晚期肺癌患者的存活率。許多肺癌病人在他的治療下逐漸好轉，學會與癌共存，更成為他超過五年、十年的老病人。

站上前線的防疫先鋒

在全球疫情嚴峻的這兩年，大林慈院也收治了非常多新冠肺炎確診病人，賴俊良副院長不僅帶領胸腔內科團隊、也與賴寧生院長共同帶領著全院，戮力抗疫，承擔起重責大任。他參與研發防疫資訊系統，以科技防疫；也全院走透透，像個抓漏達人般巡守著醫院防疫大小事。他更每天與專責病房的主任、醫師開會，透過團隊討論治療與用藥，讓其他科別前來支援專責的醫師不必擔心自己非胸腔科專業也能游刃有餘，更提供了確診病人最佳照護。他也獲得醫師公會全國聯合會「防疫特殊貢獻獎」，實至名歸。

我常說，我們做醫師的，要把幸福美滿快樂留給病人，但是過程中所產生的問題困難跟責任，就由我們醫護人員來承擔。賴俊良就是一位這樣的胸腔科醫師，從肺癌診治到防疫，他總是極盡所能，面面俱到！

這本書以淺顯易懂的診間故事來講述肺癌的篩檢、診斷、轉移、診治及如何與癌共處等，書裡面談到的每一位主角，賴俊良副院長都是全力以赴去救治，如今大林慈濟醫院在肺癌診治的醫療設備與技術上幾乎都與國際同步，他功不可沒。非常感恩有這樣的因緣能為他書序，相信不論是肺癌病人、家屬、醫師或一般讀者都能從此書中獲益良多！

專文推薦2——

面對肺癌，對抗肺癌！

蔡俊明 教授
臺北榮民總醫院腫瘤醫學部、臺北國泰醫學中心、好心肝門診中心

肺癌的診斷和治療在過去三十年間不斷的進步，從第三代的化療藥物，如紫杉醇、溫諾平、健擇到愛寧達，到標靶藥物，再進步到免疫（檢查點抑制劑）治療。特別是近年來次世代基因檢測的快速應用到臨床上，讓我們在短短的十多年瞭解到肺癌本質上並不是一個單純的疾病，而是從肺臟冒出來，呈現不同猙獰面貌並且狡猾善變的一組疾病。

次世代基因檢測不但幫助我們認清肺癌狡猾善變的真面目，也幫我們在必要的時候選擇最適當的治療藥物和治療策略（當然也包括化療，甚至安寧），這就是所謂精準治療的概念和落實。除此之外，您或許不知道，我們現在對不同的基因變化，不斷有很多新研發出來的有效藥物，也歸功於基因檢測的進步和應用。

對付這組難纏的疾病，最重要是在牠剛剛萌芽的時候，也就是最好斬草除根的時候，這就是為什麼低劑量電腦斷層檢查之所以重要。若能把低劑量電腦斷層視如腸胃鏡檢查或女性的乳房檢查一樣，做為個人健康管理投資的一部

分，把握這樣的機會，日後就能大大降低這個難纏疾病的威脅了。

以肺癌診治為志業，一步一步紮實走過這三十多年醫療進步的醫師卻不多見，大林慈濟醫院副院長賴俊良醫師便是其中的佼佼者。從當完總醫師不久離開臺北榮總到大林慈濟。這近三十年除了疫情熾熱期間外，我們每個月都見一次面，一起對年輕醫師做肺癌個案的詳細學術討論。

賴副院長就他豐富的學養和經驗，彙整一個個具有教學意義的病案，以這幾十年肺癌診治的進步為主軸，用淺顯易懂，間雜著文藝氣息的用字遣詞，娓娓告訴我們他診治病人的歷程，我們從中不僅學習到肺癌的相關知識，也瞭解到一個醫者如何靈活的善用當代各種有效的醫療來延續病友的生命和改善他們的生活品質，同時在對談相處之際也能如親如友的時時照顧到病友的心。

閱讀這本書不但對病友，對後勤，對業界人士很有助益，對於想多認識肺癌的您也會很有收穫，大家一起來多多認識這個疾病。記住！有效檢出早期肺癌的方法是「低劑量電腦斷層」，別忘了把它列入您的例行健康檢查項目。

一本專業的陪病書

李毓芹
西園醫院總顧問、前臺北榮總胸腔部主任、汐止國泰醫院院長

聽到賴副院長要寄給我本書原稿時，原本想像的是一本類似中譯本的肺癌教科書。但當檔案一打開，不自覺的興致一湧而上，一個故事接一個故事就像連續劇，不知不覺全看完了，把肺癌病人從罹病到癌末，可能發生的問題都融入在故事之中。回想這幾十年來看過的病人，這些問題也都在他（她）們身上發生過，曾幾何時，同樣的問題，當今已有更好的答案。

另外，當病人或家屬聽到醫師的解釋，太多專業用語總是超過他們生活經驗所能理解的，這本書剛好可補齊中間的落差。不同時期的病患有不同的問題，這本書串連了疾病進展中不同時期可能發生的狀況，病人或家屬總能在書中某一個段落，找到符合自己面臨的擔心或苦痛並得到答案。

門診或住院的病人之間，常會分享彼此的經驗，有時候醫師的建議不見得聽進去，但隔壁床的病人或候診的旁人勸說後，可能就轉而同意檢查或治療。病友多了，常會有類似「班長」的人物出現，班長的特徵常常都是比較開朗，經驗豐富，會主動關懷其他的病友，這本書就是從一位班長級的老大姊敘述自

己的肺癌家族開始，引出民眾對於可能罹癌的擔心及恐懼；接著不同的病人，陸續訴說他們剛開始的症狀，導引出肺癌所須要的檢查；病人最關心的當然是治療，賴副院長也分享了各種最新治療的經驗，有許多的影像，淺顯易懂。住院當中其實是百味雜陳，擔心、恐懼，面臨檢查的風險以及治療可能的副作用；在等待結果的過程中，陪病者可能也不知怎麼安病人的心。這本書就是最好的陪病書，讀著別人的故事，未來在面對病情變化時，能更坦然。

賴副院長是我以前臺北榮總的同事，住院醫師時期，即可感受到他身上真誠關懷病人的特質。怎麼形容他呢？專業判斷上靈活精準，照顧病人上又很有親和力，他的用心與細心也常常讓他找到病情的轉折點，治療機會因此而生。大約二十年前，賴副院長即邀請我到大林慈濟醫院臨床教學，從他示範個案的處置可以看得出，肺癌病患在大林慈濟醫院接受診治，應該是很幸福的。

很高興能將本書引薦給讀者，相信它是陪伴肺癌病人及家屬最有益，也是最溫暖的床邊書。

淺顯易懂的肺癌照護書

黃明賢教授
義大癌治療醫院胸腔內科副院長級主治醫師

臺灣自民國七十一年起，癌症即成為十大死因之首。依衛生福利部資料，近年來癌症死因的第一位是肺癌，前十大癌症死因以性別觀察，男、女性之第一位癌症死因都是肺癌。肺癌是一種生長於支氣管或肺泡的惡性腫瘤，在臺灣，肺癌高居國人癌症死因首位，每年約一萬人死於肺癌，在許多歐美先進國家，肺癌也是死亡率最高的癌症。

我國每年新增肺癌個案約有一萬六千多人，而且每年尚在增加之中。雖然肺癌主要成因尚未完全瞭解，其中抽菸仍是影響最大的危險因子之一，可是我國肺癌病例有一半以上是沒有抽菸，其他成因包括環境因素（如二手菸、空氣污染、油煙、氡氣、石綿、砷）、肺部疾病史（結核病、慢性阻塞性肺病病史或肺癌家族史）等，也被認為會增加得到肺癌的機會，提醒民眾應注意自身肺部健康。

早期診斷早期治療是目前公認治癒癌症最佳的方法，低劑量胸腔電腦斷層肺癌篩檢、手術切除、基因檢測、化學、標靶、免疫藥物治療及放射線治療等個人化治療，這些都是治療肺癌的主要方式。我國有很好的健保制度，希望不幸罹患肺癌的病患都能夠勇敢面對疾病，積極接受治療。

我認識服務於大林慈濟醫院胸腔內科賴俊良醫師已有多年，他不但是一位有愛心有佛心的醫師，對病人更是親切，是以病患為中心，細心醫療照顧病患的良醫，目前擔任大林慈濟醫院的副院長，真是實至名歸。這本書的內容主要是以他的肺癌病人的故事，描述寫出有關肺癌照護書。全書內容涵蓋了肺癌發生、篩檢診斷、治療，以及每種治療的效果及副作用處置，最後又談到安寧緩和醫療。對一般民眾而言，這將是一本淺而易懂的好書，讓一般民眾能夠更認識肺癌的診斷、治療和預防。給予肺癌病患能夠更提起勇氣面對癌症並接受治療，甚至可以視癌症如慢性病一樣，與肺癌和平共處，珍惜生命面對人生，讓肺癌病患身心靈得到舒適，提昇生活品質。

在此深深感到很榮幸能夠為賴俊良醫師提筆寫序。

全盤瞭解肺癌臨床的精準醫療，朝朝康復與希望之路邁進

賴基銘教授
臺灣癌症基金會執行長、
萬芳醫院癌症中心教授、顧問

近十年可以說是精準醫學發揚光大的年代，從精準診斷到精準治療，完全改變了傳統臨床醫學的整體面貌，其中肺癌的治療就是典型的代表。雖然肺癌在臺灣仍高居男性與女性十大癌症死亡的首位，相信不久的將來，過去毫無希望治療的末期肺癌，由於精準醫療的介入將完全改觀，因著精準檢測出驅動基因的存在，再搭配上適時問世的精準藥物，使得追求長期與肺癌和平共存，並且擁有良好的生活品質，已不再是一種奢求，書中的許多案例正是最佳的實證寫照。

賴俊良醫師，是一位青年才俊，他在臺北榮總完成胸腔內科的完整訓練，在蔡俊明教授指導下專攻肺癌的治療，隨後被指派到嘉義大林慈濟醫院歷經主任及副院長，目前也是臺灣臨床腫瘤醫學會理事長。近二十年來正是肺癌精準治療進步最神速的年代，賴理事長恭逢其盛，累積了許多寶貴的臨床經驗，有別於坊間不少關於癌症照護的書籍，賴理事長毫無保留地寫出自己的醫病見聞錄，以醫者父母心的心情，作了深刻的描述，這本書值得一讀再讀。

書中的每一章節，都是娓娓道來的故事，重現了診間活生生的問診實境，有病人求治過程的辛酸血淚，更有作為一個胸腔內科醫師，在心路與思路歷程的敏感、細膩與掙扎。他的文筆流暢，筆觸細膩，令人印象深刻，我竟不自覺地在一天內將這本書完全讀完，該是我過去為人作序難得的經驗。

賴理事長臨床經驗豐富，閱病無數，視病猶親，筆下滿載了病友和家屬的心聲，共鳴了病患及家屬的感受，這本書相信對於病患及家屬，都能各取所需，不僅可以全盤瞭解肺癌在精準醫學年代的輪廓和進展，且將因此更有信心朝著康復與希望之路邁進，而對所有照顧肺癌病患的醫護人員也是一本好書，值得收藏及傳閱，謹此推薦。

作者序——

用生命走入生命

賴俊良
大林慈濟醫院副院長

這本書的完成，有很多的因緣，我得要感謝書中每個故事的主角及陪伴他們的家人。當我一個故事，一個故事整理的時候，才體悟到證嚴上人所期許的「用生命走入生命」。就在他們經歷人生最重要或是最艱苦的時刻，我不僅只是一位陪伴者，其實這些過程也是我生命的一部分，無法分離，而寫書過程當中，一幕幕問診的景象，就像見到老朋友一般。當治療有效時，我跟病人一樣高興；當腫瘤惡化時，我可能比他們更煩惱，有時困擾到回到家裡，家人都以為發生了什麼事，一副心事重重，開朗不起來的樣子，也許這正是「同體大悲」的意涵。

說故事可以讓大家在瞭解肺癌的時候，不用那麼吃力。所以我稍稍把故事的順序做了一些安排，從早期肺癌的篩檢，各種不同的臨床表現及診斷可能面臨的問題，介紹最新的治療方式與歷程，最後也包含了人生終究要走的路，上人常說的自然法則。這些故事的過程，很可能也是現在的病人，目前或未來會碰到的問題。有些是要澄清一些誤解，如低劑量電腦斷層篩檢，512 切是不是比 128 切好的問題；治療不會永遠成功，有些故事不一定是大家期望的結局，但故事是真實的，當病情惡化或治療發生併發症時，病人可能產生的擔心，藉由別人的故事，應該有助於病家與醫療團隊的溝通。

我更要感謝的是幾位恩師，彭瑞鵬總院長、李毓芹院長、蔡俊明教授及黃明賢教授。大林慈院創院的前三年，也正是肺癌治療剛開展出劃時代進步的年代，那時候我正在思考應該建立什麼樣的醫療特色，以符合雲嘉地區民眾的需求。這四位臺灣肺癌診治的權威，就如菩薩般的湧現在這家田中央的大醫院！從民國九十一年起，每週一位專家，不辭遠途前來指導，讓病患建立起信心，也讓肺癌團隊隨時吸收最新的肺癌治療經驗。另外一位重要的導師，林俊龍執行長，沒有他的身教，我可能永遠無法學習成為上人希望的一位良醫。還有一位貴人，賴寧生院長，他將我帶進了慈濟，我的人生因而改變。

二十多年來，沒有家人背後的支持，我絕不可能照顧這麼多的病人，就如故事裡的主角和他們的家人，沒有愛心的陪伴，面臨肺癌就像是酷刑；醫院啟業的前十年，我幾乎早上七點鐘到醫院，晚上十一點以後才回到家，感謝我家師姊把兩位小朋友帶得這麼好，也感謝父母，讓我無後顧之憂。

我很自豪也很信任我們的肺癌團隊，從診斷到治療，包括影像醫學科，病理科，核子醫學科，胸腔診斷中心，胸腔內外科，放射治療科，安寧小組，個管師，到胸腔內科的專科護理師，他們提供優質的專業與敬業，也因為他們的奉獻，才有一個接一個的故事。也希望未來的故事裡，眼淚少一些，更多的是喜悅！

第一部 篩檢與診斷

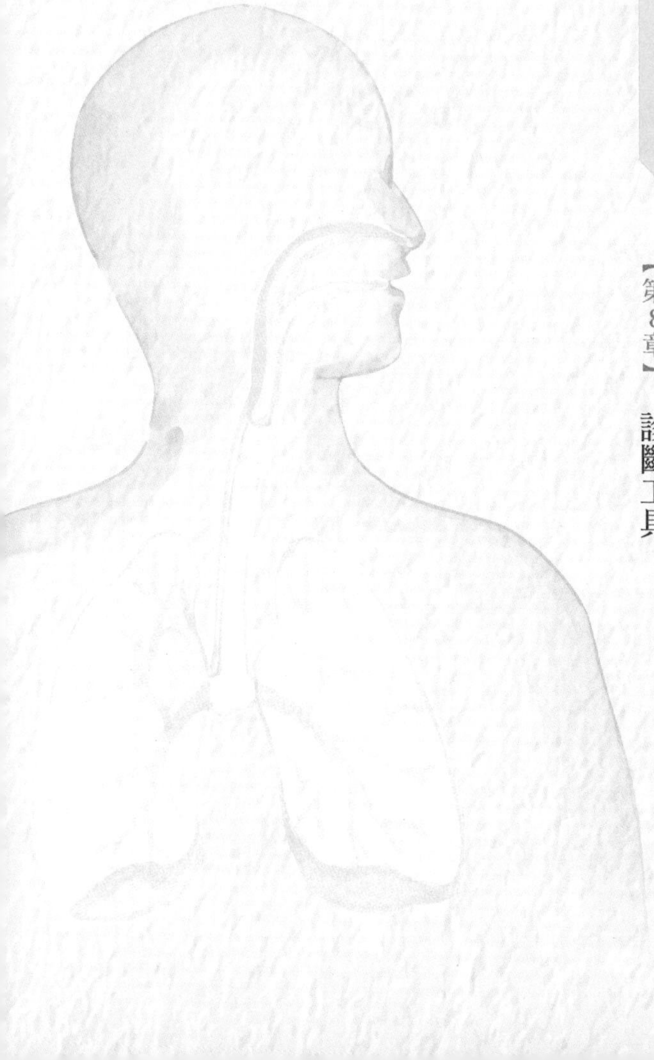

第1章

肺癌家族

我很少替病人取綽號，但我稱她為老班長，因為她在我的診間與病房來來去去的次數與歲月，太多，也太長了。

我必須得翻開她的病歷資料，才能確切的記得她初來乍到的那一年，病歷上的數據不帶任何感情的告訴我，那是二〇〇六年。

綜觀國際，二〇〇六年在人類世界裡，是既平凡又不平凡的一年。那一年，國際天文學聯合大會上，天文學家們以壓倒性的票數，決定開除冥王星的行星籍，我們熟知的太陽系九大行星，硬生生變成了八顆；也在同一年，伊拉克前總統海珊以獨裁者之名，在法庭的審判下被處以死刑。

相同的也是在這一年，老班長的安穩人生迎來巨變，她甚至以為自己的生命也將如同冥王星與海珊那般被處置與終結，只是要將她的人生狠狠截斷的，既不是國際天文學聯合大會，也不是法庭，而是人人聞之色變的肺癌。

兩種癌症並存

疾病的來去就像一陣風，有時它會刮走所有的喜怒哀樂，但偶爾也會落下小小種子，在身體某個部位扎根，不時露出邪惡的藤蔓。

身為一名胸腔內科醫師，我陪伴過太多對抗肺癌的鬥士，有些積極，有些無奈，而我必須像儀隊指揮，引領他們的身與心，邁向正確的抗癌之路。

老班長來到我診間時，身上已經帶著另一個癌症，上天彷彿認為她的行囊還不夠沉重，硬生生又在她的肺部掛上數顆大大小小的腫瘤。原本大家都以為，肺部的這些腫瘤，是原本在大腸直腸處的腫瘤所轉移，但切片後，先前的猜想都被一一推翻。

「這些肺部的腫瘤，無疑都是原發自肺癌。」腫瘤在她的兩片肺葉埋下不只一顆的惡種，只等著未來逐漸發芽長大，在腫瘤期別的判定上，這不會為她帶來任何好消息。我咀嚼著要說出口的話語，思考該如何講，才不會讓她過於驚恐，畢竟，確定的不只是肺癌，還有轉移，也就是「第四期」的噩耗。

我對她說出我的判斷時，老班長的反應比我想像中冷靜許多，她只是眨眨眼。

是啊！對一般民眾而言，因為轉移而來的腫瘤，與原發性腫瘤，有何不同呢？對他們來說，判決所產生的後果都是相同的，他們必須得面對癌細胞突如其來的造訪，也必須得接受往後種種未知的治療方式。癌症的宣判，推著他們背離平凡的生活，往另一段不平凡的人生挺進。

有別於老班長的沉著，她女兒的反應倒是在我的意料之內的。老班長的女兒是一位虔誠的慈濟志工，但在疾病面前，她無法平靜，血色從她的臉上以跑百米的速度消失無蹤，慘白錯愕的面容為整個診間帶來沉重的氛圍，她顫巍巍的開口：「第四期……怎麼那麼突然？怎麼會一確診就是末期？」

她的話，對，也不對。

對的是，在不久的早些年以前，許多肺癌病人一被確診，大多都已經是晚期；不對的是，第四期並非是末期。

我仍有必要給他們希望，在我能據實以答的能力範圍內。

「第四期並不代表就是末期，眼前還是能治療的。」正當我腦中不停搜索當代可用醫療，一如每一位來到我診間的肺癌病人，即使病名相同，但我仍得為每一位病人量身打造治療方式時，診間的氛圍正在悄悄的改變。

我聞到了植物在面向陽光時，那等待甘霖降落的味道。

與癌症和平共處

對於肺癌病人而言，肺部每一次的起伏，都是平凡又不平凡的時刻，而老班長的肺，出乎意料之外的堅強。

起初，依老班長的病況，也依當代可行的療法，能提供給她做選擇的並不多，最後謹慎讓她嘗試最新的化學治療藥物。而藥物一線換過一線，卻也應驗了俗話說的道高一尺，魔高一丈！不過也很幸運的，她也剛好陸續遇見新藥上市、新型治療方法使用，老班長在她身體可以接受的範圍之下，幾乎用遍各種方法，癌細胞雖然沒有從她的肺部刨根離去，但始終扮演著稱職的好房客，在一角安安靜靜，沒有過多的打擾。

每一回我們見面，泰半時間聊的不是她的病情，而是老班長兒子的病情。她說她兒子正在與肝癌辛苦的奮戰當中，還說自己活到六十七歲才罹患癌症，怎麼兒子的年紀才正值壯年，癌症就找上了他？

我沒辦法告訴她這是一場上天的錯誤宣判，因為在臨床上，我看見不少年輕人被癌症找上，就肺癌而言，我診間最年輕的肺癌病人也不過才二十八歲。

不久後，她的兒子因敵不過肝癌而慨然離世。心碎的老班長踩著蹣跚的步伐繼續她漫長的治療之路，原本她以為很快就會去到兒子的那個新世界與之相聚，但這個企盼直至今日卻尚未如願，拜醫療的進步，十多年過去了，老班長仍是我診間的常客，甚至偶爾還會承擔起病房心理師的角色。

每每見到初診斷有肺癌的病人陷入愁雲慘淡之際，她會走過去，朗朗的告訴對方，一診斷就是第四期的自己，至今已經活過十幾個年頭，並且仍尚未看到人生盡頭的那道光；遇上猶豫是否要放置人工血管的病人，她也不吝將上衣領口往下拉，讓對方摸摸她鎖骨旁的人工血管，直言這條人工血管伴陪多年，已是她抗癌路上最不可或缺的堅強夥伴。

醫療前進中的機會

花開、花落，老班長看似順遂的療程一度也曾陷入瓶頸，這一年，她已經八十一歲了，肺癌治療挺進到第十四個年頭，度過每一次抗藥性出現的她，在這一年遇上療程中的暴風雪，因為這一回的腫瘤抗藥之後，我們手上的牌早已出盡，似乎找不出任何治療辦法了。

我不得不以專業宣告末期，並尊重他們轉往安寧治療的決定。有時，放手並不是失敗，而是另一種層次上的疼愛。

偶爾，我仍不免興嘆，老班長的運氣，不像她女兒那般的好。

「醫師，我是個慈濟志工。」老班長剛確診後不久，師姊告訴我，證嚴法師呵護慈濟志工，因此定期提供健康檢查機會，但每一次輪到她時，她總自恃著自己不過四十出頭歲，身體健朗無虞，而將機會讓給別人，「我被我媽媽的狀況嚇到了，這一回的健康檢查我一定會去報到，而且要針對肺部做更進一步的檢查。」

家族間的直系血親有較高的罹癌風險，她的顧慮，我給予認同，內心誠心祈禱，健康檢查能帶來風平浪靜的消息。

但結果卻調皮的給了我們最不願看見的情況。

我在師姊的電腦斷層片子上，發現了一個極為不容易發現的小「毛玻璃病灶」（圖一之一），就那麼小小的、半透明的一個點，我不得不向她告知這是

圖一之一

毛玻璃與小結節

毛玻璃病灶是用來形容影像的特徵，就像東西在毛玻璃的後面，隱約可以看到東西的外形。肺部的毛玻璃病灶是指在病灶內部的血管或肺結構等，影像上仍可以看見（左圖）；小結節是指小於三公分直徑的腫瘤（右圖），內部多是實心，沒有透明的成分。毛玻璃或小結節字面上並沒有良性或惡性的涵義。

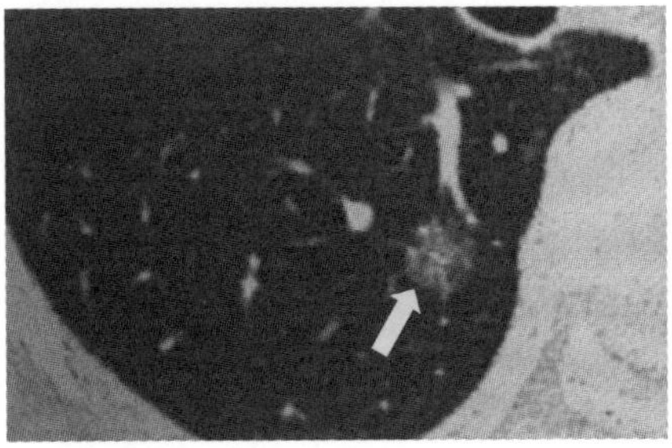

▲ 毛玻璃。

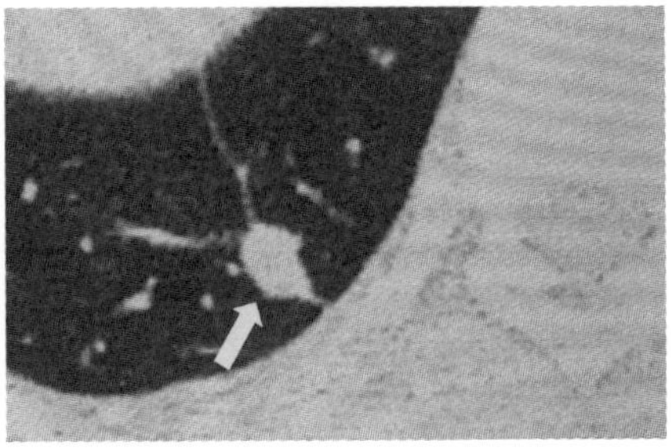

▲ 小結節。

早期肺癌的警訊，但也告訴她，這樣的早期發現，無疑也是幸運之神的眷顧。我們很快就安排手術時間，將之開刀移除，經過幾年的追蹤，她的結局就像多數好萊塢電影的情節——良善之人戰勝了惡徒。

她的人生並沒有因此而頓然暢快，家族罹癌風險不時將她緊緊綑綁，她再度來找我，「賴醫師，我女兒今年三十歲，我想讓她也做一次肺部的電腦斷層。」

我陷入為難，畢竟老班長的小孫女太年輕了，機率可能不高，但世間上哪有絕對？最後我同意了，也幸好同意了，我們在小孫女的片子上發現七八個毛玻璃以及更多的小結節！

「通通是肺腺癌嗎？」師姊聽了報告，幾乎就要崩潰了！

「這些像毛玻璃的東西，當然有可能是肺腺癌，但也可能僅是癌前病灶、原位癌或是發炎等等。」當我說出口的那刻，又再度看見熟悉的絕望，我相信她只聽進去第一句話，而後已是五雷轟頂。

我們反覆討論，認為以小孫女的病灶看來，還不到需要立即開刀的險境，僅需持續追蹤即可，這個結論，也獲得了師姊與小孫女的同意。只是隨著老班長的病情突然走向惡化，先前在風平浪靜所決定的一切，又開始打起了不同的浪花。

面對老班長的疾病已再無其他治療方式，必須走往安寧一途，情緒緊繃到了臨界值的師姊更是無法承受同時得面臨家族下一代也受癌症威脅的恐懼。於是她開口請求，期待能以手術切除，一勞永逸。

「不可能一次把所有的毛玻璃都開掉，風險太高。」我評估，其中幾個集中在兩個鄰近肺葉，最有可能走往惡化之路的病灶，可以先行移除。

師姊同意了，小孫女也同意了，但他們的請求尚未就此為止，師姊希望能讓小孫女和老班長住在同一間病房，彼此可以互相照顧，家人探訪也方便。

就這樣，小孫女住進了醫院，但我心裡總認為同住一病室並不妥當。想像孫女每天看著與她體內一樣的癌細胞，大舉啃食外婆的精氣神時，內心對於自己能治癒的希望泡泡會不會一顆顆的破滅？她才三十歲，還有大好的人生，但命運卻似乎預排她必須走上與鄰床外婆同樣的路，歲歲年年都在對抗肺癌。而且最終老班長不僅沒被頒發獎勵勳章，反而只能兩眼無神的躺在那兒等待死神前來迎接。

我常想著，若在這個積極手術的過程中，就讓小孫女看見這一切，是否太過煎熬？我很害怕她哪一天就會頓失治療的勇氣與信心。

就在這樣的擔憂之下，治療團隊積極動員，拆解了小孫女兒身上的炸彈，手術很順利，結果也與擔心的一樣！總共開下來六個毛玻璃型病灶，都是肺腺癌，致癌基因與組織型態不同，另外還有癌前病灶，也就是說這幾顆都是原發性的。

我的擔憂最終沒有成真，因為女孩在手術後，痛得連掀開隔簾探視老班長的力氣也沒有。

在此同時，我們也不放棄地再為老班長找尋可能的治療辦法。是意外？還是祝福？透過次世代基因定序（Next Generation Sequencing，NGS），我們意外發現罕見的抗藥突變，且此罕見突變，最新的藥物沒效，反倒是現有的藥物可發揮效果！

經過一個月的療程，老班長又生龍活虎的繼續著她未完待續的人生。即使我心裡的聲音明確的告訴我，此法能支撐的時間不會太長久，但多年的從醫經驗中，我幾度見證醫療沒有所謂的極限，還是暫時將悲觀丟在牆角吧！

醫療持續進步，諸多科學家從不放棄可能的突破，只要病人能撐得住、等得到，生命就有可能持續延伸，即便是死亡率與復發率極高的肺癌，亦是如此。

二〇二〇年底經濟學人在亞洲做了「全亞洲肺癌治療水平」評比，以藥物程度、預防醫學、戒菸處置、癌症預防等多項標準進行評比，臺灣排名第三名，僅次於澳洲與日本。身在臺灣，身在醫療光速進步的年代，與其聞癌色變，或許我們可以更寬心以待，一如老班長這十幾年來在與肺癌共生、共處之中，依舊能享有人生。

第2章 警訊出現

他曾說，要帶我親自走訪現場，用我的一雙眼看看那些稀有難尋的檜木，他說他想讓我親身體會，珍稀檜木的味道是何等的溫潤而不刺鼻，即使沒有經過木工的細心雕琢，也不會有空洞的廉價感，那是大地歷經百年的精華，是世間美妙的瑰寶。

那已經是二十多年前的事了，在那個年代裡，身為嘉義名列前茅的木材商，他有足夠的自信與條件可以應允他人。

只可惜，最終他來不及兌現這番承諾，就被肺癌奪去了精神、意志與生命，他的呼吸在癌細胞的攻掠之下，永恆的恢復寧靜，一如在沒有風的日子裡，那些靜止不動的百年大樹。

看似無害的清澈痰水

他剛來到我的診間時，說讓他不得已踏入醫院來的原因，是咳嗽。

他是個誠實又配合的病人，除了戒菸以外。在一問一答中，他告訴我，咳嗽症狀已經有好長一段時間了，對老菸槍而言，也算是正常。有時在不如意與壓力繁雜時，抽根菸就像見見老朋友吐吐苦水一般，他信誓旦旦的說，那有助於他身心的放鬆。雖然對生活無礙，但這咳嗽始終不見好轉，時不時的一咳，就像突如其來的蒼蠅，雖不覺得身受攻擊，但卻相當惱人。

「一天一根菸，快樂似神仙」，大抵就是他想表達給我的意思。

我對著電腦螢幕，迅速的打上他的症狀與病史，也在腦海中兜轉著各種的判斷，對於悍然拒絕戒菸的病患，那時還年輕的我實在有些不爽快，只給了他最老掉牙卻也最實用的建議，「你少抽一點菸，咳嗽的狀況自然就會緩解了。」

他對這個答案顯然不滿意。有時病人會希望從我口中給個不要緊的診斷，或許是吃吃藥就好等等，讓他們可以回家繼續安心地抽菸，這樣他們會樂於轉身離去；但若是聽見漫長治療的挑戰，他們就像吞進一口沒有加冰塊的苦茶，承受突如其來又無從緩解的苦楚。

「先戒菸！」好險這個角頭沒有一拳揮過來。走到門口時，他不放棄的回過頭來對我拋出另一個問題，他偏著頭，語氣中有些無辜，「也不知道為什麼，我的痰實在太多了，但也不濃不稠，就跟自來水一樣，一直跑出來。」（圖二之一）

這句話，就像一個引信，點燃我心中不安的火種，我面不改色，力求鎮定的問：「你的痰像水一樣嗎？」

「啊……你完蛋了……」長年的訓練，讓我在診間裡得以維持專業應有的樣子，但有幾分熟識的交情，讓我在那時那刻，脫口將心中的念頭透過嘴巴發出聲音來，讓專業對談霎時就變了調。

這句話說得並不大聲，但清晰的猶如炎夏午後的蟲鳴聲，診間裡的人全都聽到了，包含木材商，他瞥了我一眼，表情有些疑惑驚恐。

但我沒給他太多說話的空間，也來不及給太多的解釋，有別於適才的愜意自然，我的手在鍵盤上快速的敲敲打打，很快就開了X光攝影的檢查單，請他即刻到攝影室進行拍攝。

圖二之一

支氣管漏（bronchorrhea）

支氣管漏是指每日產生超過 100 毫升的黏液痰，通常是病態的，如一些特殊的肺腺癌、支氣管哮喘、支氣管擴張症等。圖示為肺腺癌病人在一小時內咳出來的黏液痰。

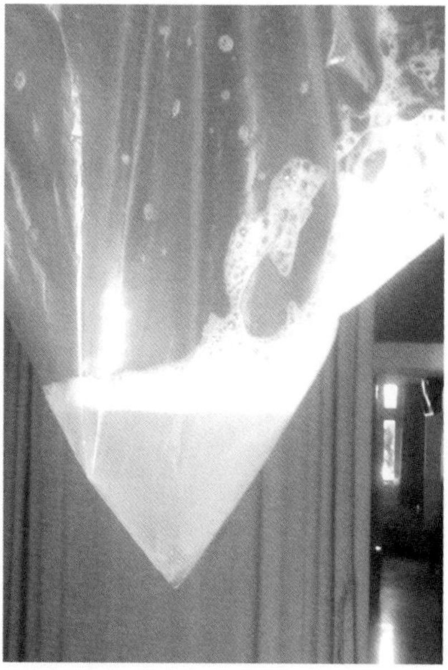

咳與痰現危機

片子很快就來到我的手上，霧茫茫的一片，像極了一場恣意紛飛的大雪，這是肺炎應有的姿態，但長年的專業與經驗告訴我，這張片子所透露出來的訊息並非如此單純。

我想斟酌用字，但明白那也只會拉長將真相說出口的痛苦。於是我決定坦白訴說，「你這個……應該是肺癌。」

他著實嚇了一跳，我猜想若是診間沒有禁菸的嚴謹規定，或許他就會從胸前口袋掏出菸來一解內心的憂愁。

「怎麼可能！」他看著那張自己怎麼也看不懂的片子試圖要為自己的肺部辯解，嘗試在眼前的一片迷霧中找尋能替他開脫肺癌這個宣判的蛛絲馬跡，但我們都知道，那是徒勞無功的，他只能無力的說：「我隨便講說我痰很多，你就說我是肺癌，你要我怎麼相信……」

但他的表情告訴我，相信的種子已經在他心裡扎下了根。

肺，沒有痛覺神經，因此多數病人在感受到不適時，大多都是轉移所產生。但也不表示，在肺部裡的癌細胞會如此的安份守己，最常見的侵擾，就是引起咳嗽。癌細胞在成長時，會刺激到一些咳嗽受體引發咳嗽現象；而痰的機制也相去不遠，當有髒東西跑進體內時，人體就會分泌痰將之包裹，並透過咳嗽送出體外。具有這些功能的細胞若變成癌細胞，當然就會不斷分泌沒有用的痰液。

許多抽菸的病人由於肺阻塞造成肺活量變差，很容易就會引起喘的反應；但除了咳嗽、濃痰，肺癌也可能堵塞住局部支氣管，引發喘的現象。另一方面，若肺癌轉移到淋巴結，將淋巴回流塞住，也會引起喘的反應，更嚴重的狀況，甚至會因為局部擴散而引發肋膜積水、心包膜積水。作為腫瘤，它所造成的局部症狀並不少，就像是一個滿身缺點，卻急於一一表現的搗蛋鬼。

因此木材商雖然只有咳嗽與痰多的狀況，但也足以引起我的注意，驚覺他的病情並不單純。如果有多一點的時間，或許我會向他詳細解釋何以懷疑，但在X光片的清楚顯示之下，這些解釋其實也不再迫切。

當時，大林慈濟醫院尚未啟業，我所處的醫院，其肺癌診斷系統並不前衛。他想了想，再開口，是請我幫忙，「你幫我轉到臺北，我要去臺北治療。」

我點點頭，告訴他，我可以幫他轉診到臺北榮民總醫院，我的老師蔡俊明教授正是胸腔腫瘤的權威。

他在北部的醫院接受一項又一項的檢查，精密的醫學儀器與老師的專業判讀，並沒有給他任何能夠異想天開的希望，果真他被確診是肺腺癌，一如剛開始閃過我腦中的推斷。他開始在北部接受完整的治療，是個極為配合的病人，我們都企盼，上天能再給他多一點的機會，無疑的，他也嘗試了當時僅有少數幾家醫學中心才有的第三代化學治療。

一年之後，我轉任大林慈濟醫院服務，醫院裡大量使用木製品，期待以木頭溫潤的色調，調和每一顆惶惶不安的心。我總是想起他，想起他頂著那張還健康紅潤的神情，神采飛揚的告訴我，總有一天要讓我見見真正的頂級檜木。

一通從急診來的電話鈴鈴作響，刺耳的聲響劃破了我與他的回憶，電話那頭急切的告訴我，有名病患正在從臺北回來的路上，「病人的狀況非常不好，因此決定出院返鄉，但他希望能在回家之前，先到大林慈濟醫院來找你。」

急診室給了我病人的基本資料，是他。

最後的道別

在醫院裡，工作繁忙倉促，分秒片刻就像按了快速鍵，哪怕只是一個不需要的轉身都顯得浪費。但那一天，我卻覺得漫長，在等待他來的時間，分秒都夾雜著煎熬。我大致可以想像等一會見到的樣態，但我很難想像，我還能替他做些什麼？

老師已經為他做足了所有的治療方式，該用的藥都用過了，絕對也是因為木材商的狀況已經毫無退路，才會同意讓他回到嘉義老家。那，我還能做什麼呢？

載著他的車子上，還有他的家人，看著幾乎奄奄一息的他，代而開口的是他的至親，「賴醫師，我們想請你看看……你是當初發現他罹患肺癌的醫師，如果今天他真的無藥可治，我們也希望從你口中得到這個判定。」

頓時，我成了定生死的判官。他們又說，如果我開口說沒有辦法治療，那麼他們會二話不說的全然放棄，返家陪伴著他走完人生的最後一哩路。

壓力含在我的口中，喉間就像吞了麻藥，頓時鎖緊。但我又怎能放任他所僅有的寶貴時間被如此浪費？於是我搖搖頭，告訴他們，所有的人都盡力，醫師、病人與家屬，大家都辛苦了。

他們沒有在我面前崩潰，只是在眼底慢慢堆出一座大海。這是他們早已決定要接受的結局，來到我這裡，不希冀奇蹟出現，求的是一個讓所有人都死心的確定。

不久後便傳來他離去的消息。我的嘆息隨著大地氣流消散在空氣中，留下的是誠摯的祝福，並期待在送他最後一程的木製棺槨裡，會有著他最愛的檜木香。

第3章 相由心生？

之所以在眾多病人中特別記得他，不只是因為他在人生才走到一半的時候，就被迫驟然中斷，還因為他在辭世之前的病徵，實屬少見。

他才四十八歲，皮膚開始出現病徵後，不到兩個月的時間就與世辭別了。

他的死亡來得很突然，皮膚上的那一大片紅疹也是。就在他確診肺癌的半年內，他的皮膚開始出現令人措手不及的發炎反應，乍看之下就像蕁痲疹，也像濕疹，起初他以為是罹癌後免疫低下所致，殊不知腫瘤已從深深的肺臟滲透到他最外層的皮膚。

難解的皮膚紅腫症狀

自從被確診肺癌之後，他的世界就塌了大半邊，尤其姊姊也正在與肺癌奮戰，他常常在想，生死離別的過程總有一天會到來，但先揮手離去的，會是自己？還是姊姊？但無論先來後到，他不止一次誠摯的向上天祈求，請讓那一天晚點再來。

他積極配合治療，無奈在當代，針對他的病況並沒有特別有效的用藥。即使如此，他依舊遵守著我的每一項醫囑，謹慎的度過每一個抗癌的療程，也從沒在約定好的門診時間失約過。一次在回門診的時候，他掀開衣服讓我看看他身上的紅疹，也許他也猜得出來，我可能要他先尋求皮膚科醫師的幫忙，可是他早已找了一位又一位的醫師，沒有人能將他從皮膚所帶來的苦痛大海中拉起，他幾乎已經要走投無路。

「醫師，我身體這些疹子一直好不了，而且好像愈來愈大片。」他羞赧的搶先一步說，他知道皮膚的狀況理應先尋皮膚科醫師的協助，而他確實也這麼做了，無奈的是，皮膚科醫師開給他的藥，無論口服或是塗抹藥膏，紛紛以失敗作收。

他皮膚紅腫發炎的狀況日趨嚴重，於是他開始思索是不是哪裡出了錯？即使自認即將說出口的話語，可能會顯出醫學門外漢的無知，但他已經無法顧及太多，這一片片的紅腫與搔癢，無時無刻都在虐待著他的身心靈，帶來的折磨比肺癌治療還要痛苦。

於是他勇敢的向我提問：「會不會是化療藥物所引起的副作用呢？」

我觀察他皮膚發炎的狀況，確認他平日裡的飲食與接觸等等細節，很快就撇除接觸性皮膚炎、蕁麻疹以及濕疹的可能性，因為他的發炎區域並非是四散的局部區塊，而是整整接連的一大片，像極了版圖遼闊的歐亞大陸，而且迅速擴張中。（圖三之一）

翻開他的化療用藥，在我的知識庫裡，搜尋不到任何相關文獻與資料曾經顯示過此類化療會造成如此副作用，這樣的皮膚病徵，我得從其他面向找尋解方。

於是我回過頭來詳閱他的病歷，雖然從確診至今不過短短半年，但他的病歷資料甚為豐富，一字一句彷彿都在控訴糾結在他身上的肺癌，是一個極為難纏的不速之客，那鳩佔鵲巢的狀態實在跋扈。

我發現他已經有多處的淋巴轉移。此時，心裡已有盤算，「會是淋巴塞住所引起的皮膚轉移嗎？」

我們為他做了切片，直接從發炎的皮膚下手，化驗報告出爐，不幸一語中的，這些發炎的皮膚內浸潤著滿滿的癌細胞。

圖三之一

肺腺癌之皮膚淋巴轉移

皮膚真皮層內的淋巴管因癌細胞的侵入，會造成皮膚濕疹或丹毒樣態的變化，擴張速度較快，罕見，通常是極晚期的表現。

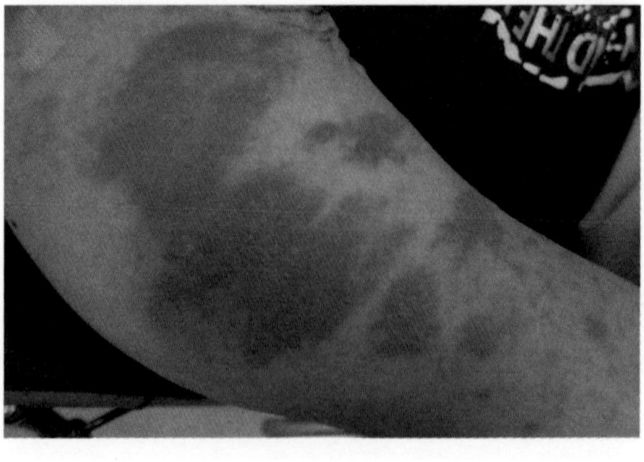

年輕男人錯愕的看著我，等著我給他更多的解釋，也拋出了他的疑惑，「所以是皮膚癌嗎？」

皮膚其實不怎麼適合肺癌細胞生長，也因此活得下來還能長得大的癌細胞，無疑都是「黑道大哥」等級的。看著他滿臉的絕望，有句話我始終放在心裡說不出口：「也就是說，你跟它們應該過不了幾招就……」

少見的副腫瘤症候群

皮膚轉移相當少見，然而另一種狀況雖然與之極其相似，卻又不盡相同，那是副腫瘤症候群。

那位七十二歲的婦人在七年前結束肺癌手術之後，身體一天天的恢復，正慶幸重獲自由之際，她的皮膚卻在短時間裡出現了一片又一片的紅疹。這些疹子未獲同意，在她的上眼皮、雙頰以及上背處生根。查了幾個星期之後，終於有一位風濕免疫科的權威告訴她一個無法用臺語訴說的病名——皮肌炎。

「正確來說，這是副腫瘤症候群。」她悲傷的臉龐中浮現出一絲的迷惘，我並不意外，畢竟在肺癌領域中，與皮膚轉移相同，這是較少見的現象。由於癌細胞會分泌許多賀爾蒙以及刺激賀爾蒙的物質，因而產生其他身體症狀，就稱之為副腫瘤症候群。

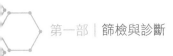

「簡單來說，就是一種遠端遙控的概念，操控者就是你的肺癌。」我告訴他，諸多癌症都有可能發生副腫瘤症候群，而肺癌的副腫瘤症候群又特別多，像他這樣發生皮肌炎現象的病人我也曾遇過幾名，醫涯中，甚至也遇過全身膚色變黑（圖三之二）與全身產生白斑的病人（圖三之三）。

那位膚色變黑的病人出現時，我才剛當上主治醫師，雖然曾在文獻上看過類似案例，但現實生活中，卻從未遇過，詢問一些比我資深的前輩，有見過的人寥寥無幾。

雖然已經時隔數十年，但至今我仍記得榮民老伯的那張臉，浮腫

圖三之二

副腫瘤症候群之皮膚色素變化

有些肺癌會經由神經內分泌的調控，造成皮膚異常的黑色素細胞活化。圖中為一位病人，在兩三個月內，全身的皮膚忽然變黑，進一步檢查才發現是分化極差的非小細胞肺癌所造成。

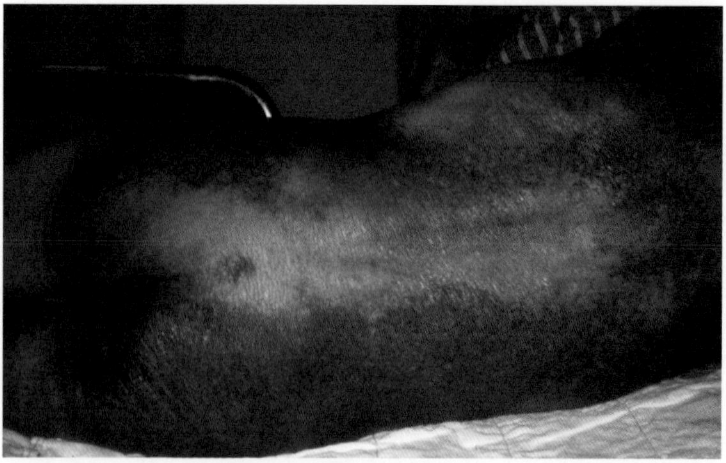

的樣貌下，是一張毫無生氣的慘澹臉龐。他這一生歷經了我們這一輩人未曾親身體會過的無情戰爭，好不容易在情勢底定的當代，捨下兵戎生涯回歸正常生活，他以為厄運即將離去，卻沒想到另一場戰爭已經在他體內醞釀開打。

甚至，肺部的腫瘤還不經他同意的，下達了遠端遙控的指令，讓他的皮膚數月之間變黑。

榮民老伯的黑皮膚並非是單點擴大，而是突然間就變黑了，當我們告訴他這是由肺癌遠端遙控所致時，他臉上的茫然與不可置信，就像我面前這個男人一樣。

圖三之三

肺癌與白斑

圖中這位病人，在數個月內，忽然發現全身的皮膚出現白斑，仔細看他的手指，還有另一種副腫瘤症候群——杵狀指，進一步檢查發現是非小細胞肺癌所造成。

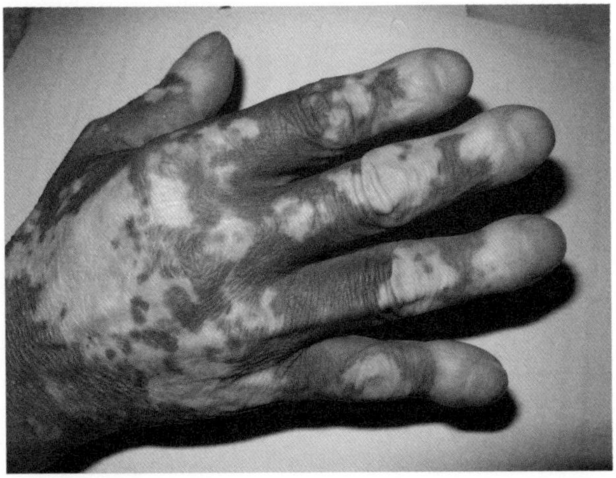

就在皮膚一夕變黑之後沒多久，榮民老伯就離開了這個令他為之心碎的人間。此後至今，我沒遇過跟他一樣狀況的病人，但倒是遇見了一名皮膚突然白化的病人，追究原因，也是肺癌遠端遙控。

肺癌的副腫瘤症候群非常的多，皮膚表現只是其一，我曾實際碰上的，還有女狀男乳，顧名思義就是男性的乳房突然增大，且成女乳狀；其中，高血鈣的病人也是不少，高血鈣的發生常常都是因為骨頭轉移所致，但肺鱗癌所發生的高血鈣，則是透過遠端遙控，分泌一些像是副甲狀腺素的胜肽，將骨頭溶出。

罹患高血鈣的病人會引起腎性尿崩症，不斷的排尿以致脫水，因此病人的樣貌時常會呈現既黑又瘦的乾癟狀態，乾得連口腔衛生都不易維持。根據統計，發生高血鈣的惡性腫瘤病人平均存活僅四十五天，病人通常毫無招架之力，自然也無從四處找尋更可靠的良醫。

除了皮膚變化、女狀男乳、高血鈣，肺癌所引發的副腫瘤症候群還有低鈉、血管炎、深層靜脈血栓等等，而且肺癌分有小細胞肺癌、肺腺癌、肺鱗癌、大細胞癌等，而每一種癌症的特性不同，引起的副腫瘤症候群也不太一樣。

林林總總說了這麼多，回過頭來告訴這位皮膚也被攻佔的男病人，這些肺部以外的病徵雖可能發生，但也相當少見。話暫時至此，接續的話只能在心中訴說：「而你就是那個萬中選一的肺癌病人。」

我在他眼底看見了絕望。少見二字在這個時候就代表不幸與運氣不好，不停的拋出惡意的回音，淹沒他所有的期盼與希望。

這種萬中選一確實沒有任何的好處，也絕非是上天眷顧，兩個月後，他從我的門診名單中徹底消失，才四十八歲的他捨下一身病痛，捨下糾纏他不放的肺與皮膚，我不知道他在走入永恆的黑暗時內心想過什麼，會不會也曾有過希望，希望下輩子不再做萬中選一，只求平凡安順？

第4章 嫁妝症候群

副腫瘤症候群就像一名千面女郎，讓我們在肺癌治療的過程中，增添諸多變數與困難，一如那位經常到醫院來承擔醫療志工職務的師姊，曾經有那麼一度，我們差點就要失去她。

發生在她身上的變化，是一種名為「嫁妝症候群」的副腫瘤症候群，這症候群的症狀有時來得又快又危急，有時就像忽然殺過來的躲避球，速度快、殺傷力高，猛烈的讓我們應接不暇，疲於奔命。

在抽絲剝繭中找尋解答

師姊是一位虔誠的慈濟人，在十九歲的青春年華選擇將部分的生命與全部的慧命投入在慈善工作之中，屆適婚年齡時，在志工團隊的牽線之下，與同是慈濟志工的一位師兄共結連理。

兩人以務農維生，勤勤懇懇的將辛勤栽種的農產品培育成果，販售所得部分持家，行有餘力之時，也將部分捐獻。面朝黃土背朝天的農活，師姊做來游刃有餘，勞動活難不倒她，生命在汗水中活得既平凡又精采。

那天就在她把一簍簍的芭樂送到客戶手上時，她越發覺得喘息。起初她不以為意，那幾簍芭樂品質好，個頭碩大，理所當然是沉重了一些，身體的反應再自然不過，她心想只要休息一會兒、喝些水，難以控制的劇烈起伏就會慢慢趨於平靜。

但她始終等不到該有的緩和，就是吸不到氣。抬起眼，正對面就是大林慈濟醫院，她的腦中閃過無數個念頭，是做慈濟這一路走來，她所看見的眾生苦相、師父的法、以及各種的來不及……

當下她做了一個足以翻轉命運的決定，她要看醫生！即使被視為是小題大作她也不以為意。

當她進到我的診間時，我看了看她的年紀，四十三歲，實屬年輕，不禁在心裡暗暗的想：「也許只是哮喘！應該不會有什麼嚴重的疾病吧？」

也許、應該！我只能用不確定的語助詞，多年來的從醫經驗教會我，在疾病面前，沒有什麼事情是不可能的，運氣就像轉輪盤，有時候好運比你想像中的更少。

我讓她做進一步的檢查，也還好有這個決定，這才赫然在她右上肺葉處看見一顆三公分大的腫瘤。但這張影像並不足以撥開所有的迷霧，這麼大小的腫瘤完全對應不上她的胸悶氣喘。我必須更抽絲剝繭來找出答案，才能對症下藥。

這麼多年來，我已非常習慣從病患踏入診間開始，用最短的時間，掃視病患整體外觀的異常，雖然大部分的病人會以為我只有一直瞪著電腦。這位師姊臉色有些黯淡，但她虛弱的回應著說，大概是自己長年務農，皮膚理所當然白皙不起來，但我認為並非如此，因為那是一種病態的蠟黃，沒有任何血色可以滲透其中，我開立更多的檢查項目，並請她當天要等到初步結果。

檢查結果陸續出爐，也驗證我心中初步所想，師姊有嚴重的貧血。我在心裡發出了一節喝采之音，這就可以解釋為什麼她會喘了！缺鐵性貧血容易引起頭暈、疲倦，而氣喘吁吁更是基本標配。

我們一邊根據她肺癌狀態、大小與位置，找尋適合她的癌症治療，一邊替她緊急輸血，至少要先將目前最讓她難以忍受的狀況解除，好讓她更有體力接受緊接而來的療程。但是我們怎麼也沒想到，輸血後，她依舊還是止不住喘。

我以為這麼容易就看破了眼前黑道大哥的手腳，沒想到這只是他的小弟，我可能還要打好幾關。我的方向錯了，但是卻反而讓目標突顯出來……，我知道是什麼原因導致她會那麼喘了！

難纏的嫁妝症候群

我認為她可能有肺栓塞。

就在她來就診的幾年前，我也曾遇過情況相似的病人，同樣的場景，只是主角換成近七十歲的婦人。光是從候診區走進診間，就足以令她喘不過氣來，彷彿才剛參加一場忘了設置休息帳棚的馬拉松賽事。

我替她照了一張X光，腫瘤清晰可見，就在她肺葉的左上方。但是在X光片上，我看不出是何原因造成她如此氣喘吁吁，血氧又如此之低。X光片顯示，腫瘤並沒有壓迫到任何足以導致此情形的部位。

當一扇門在眼前緊閉門扉，我必須打開另一扇足以帶進新鮮氧氣的窗。於是我替他安排進一步的電腦斷層，果然發現她的肺動脈被血塊堵死了，醫學上稱這樣的疾病作肺栓塞。

X光或許可以看得見血管變小、肺門變大，卻無法得知血管內是否有栓塞，但電腦斷層可以。我不止一次驚歎電腦斷層的問世，它發掘了無數可能獲得治療並進而延長生命的病人，也拯救無數在前線與病人相互打氣與作戰的醫師——拯救他們的自信與名譽。

有了先前的經驗，我很快就安排師姊進行電腦斷層，漂亮的顯影技術讓血栓無所遁形。當時，我是一則以喜，一則以憂。

喜的是，我能對症下藥，只要透過抗凝血藥物，就能獲得可以想見的改善。然而我憂慮的是，肺癌病人出現肺栓塞的狀況，會讓她的肺癌變得不再單純。少見的副腫瘤症候群正在她體內作祟，這是一種名為嫁妝症候群的副腫瘤症候群（圖四之一），惡性腫瘤會啟動體內凝血系統的運作，導致血栓的發生，黑道大哥正在遠端遙控著。

嫁妝症候群的翻譯來自其英文名稱 Trousseau，當T為小寫時，就翻譯為嫁妝。嫁妝症候群以發現此症的醫師命名，阿曼德・特魯索（Armand Trousseau，1801-1867 年）在一八六五年發表靜脈栓塞是癌症併發症之一的觀點，認為癌症本身是導致血栓形成的危險因子，但其中的連結還有待釐清。

就在他發表此說不到兩年的時間，他發現自己有血栓的狀況。阿曼德・特魯索的心逐漸被黑暗籠罩，心想：「這是單純的血栓嗎？又或者，其實我已經罹患了癌症？」

他開始尋求更積極的檢查，結果毫無意外，胃癌已經在他體內生根擴張。這名醫師最終沒能替自己的生命多爭取一些時間，一年之後，胃癌就剝奪了他哼唱生命之歌的權力。

阿曼德・特魯索的身形雖已不在人間，但他提出的觀點至今依舊讓醫界受惠，而相關研究也從沒有停止。隨著知識推進、儀器設備更為精準，生物科學家陸續解開了阿曼德・特魯索當初所無法看清的的謎團。研究發現，特別是腺癌的癌細胞會分泌較多的黏液，這些小粒子會進到血管，之後引起血小板的群起攻擊，因而意外形成血栓。

而越近現代，特別是人類基因解碼後，諸多致癌基因，如 KRAS、MET 等，皆被發現較容易產生栓塞情形。

重拾生命與慧命

嫁妝症候群的及時發現，讓我們得以用最快的速度，重燃師姊的生命之光，雖然惋惜著她的肺癌並不單純，但依舊還是能樂觀看待，至少她栓塞的地方僅在肺部，不像幾年前那名被幸運之神全然遺忘的病人。

她也是一名肺腺癌的病人，無論是她本人或是醫療團隊，都正使盡全力的與肺癌進行角

圖四之一

嫁妝症候群（Trousseau syndrome）

嫁妝症候群泛指某些癌症病患的血液特別容易凝結而產生血栓的現象，Trousseau 原為第一位描述這現象的醫師的姓氏，當作小寫的字義是嫁妝，因而有此翻譯。圖中這張注射了顯影劑的肺臟電腦斷層片可看到，如紅色箭號所指，原來應該是完整的白點（如綠色箭號所指），卻只剩懸月般的白色顯影，其餘填補空缺的灰色影像即是血栓。

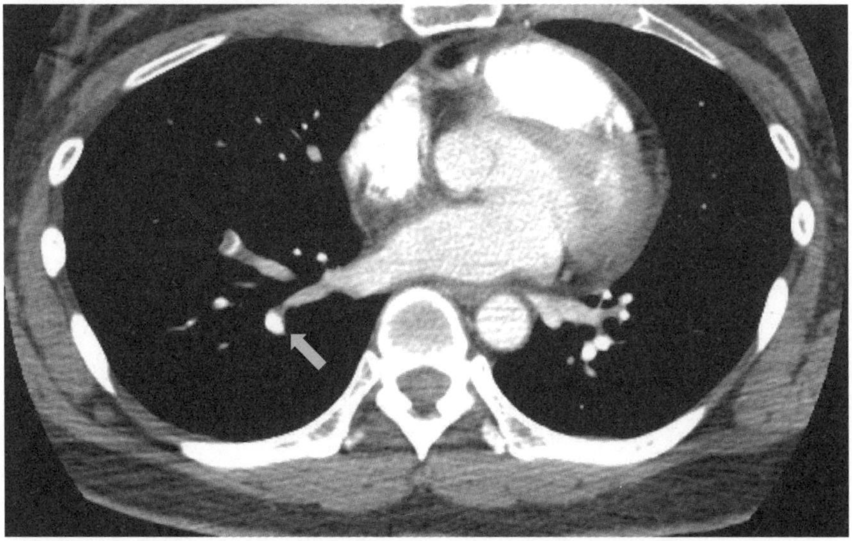

力。原本病情穩定，但突然有一天，她開始陸續出現全身性栓塞的症狀，先是腸子因栓塞而須緊急切除一段，再來是心臟發生心肌梗塞，而且在心導管手術後的隔天，很快的又出現腦梗塞（腦中風的一種），短短兩天內，他全身凝血之處幾乎難以計數。

嫁妝症候群，這個容易凝血的症候群，雖不見得時常能夠遇見，但每回出現，總讓我們神經得緊繃好幾天。

藥物很快就讓師姊栓塞的情形控制下來，但肺癌並不願就此鬆手，它依舊不斷的對師姊進行騷擾，進一步引起心包膜積水，於是我們又得緊急替師姊進行引流。我們決定開始主動攻擊了，基因檢測找到了腫瘤的罩門，標靶治療讓腫瘤不敢再囂張，我想應該可以把腫瘤關個至少一年至兩年吧。

可喜的是，師姊最終撐過這條漫長且變化多端的戰役，她回到自己的農地裡，一如以往的持續為大地灑下種子，為世間孕育累累結實的果子。但從此之後，她選擇撥出更多私人時間，來到大林慈濟醫院，穿起醫療志工的簡易袈裟，在這幢曾經伴著她度過抗癌之路的建築物裡，以過來人的姿態，服務正在被病痛折磨的病人。

第5章 杵狀指

發現，就像一滴墨水，在容易暈染的紙張上散開來，隱身在其中的秘密隨著紋理逐漸分明。

如果當初他轉身離去時，我沒有再多看他一眼，視線沒有從他的臉往下移動幾吋，我想世間會少一對前世相約再重逢的佳偶，並多一個僅八歲年紀就失去父親的孩子。

就那麼一眼、一瞬間，我在他那看似沒有任何外顯病灶的身軀，找出隱身在他體內的那顆正在嗤嗤竊笑的腫瘤。而這關鍵的一眼，直直落在他的手指上，距離肺部有大半個身子那麼遠。

決定性的一眼

「我要照X光片。」這個三十九歲的男人一走進診間，屁股才剛碰到那張距離我一個跨步遠的座椅時，用沒得商量的語氣告訴我，他想拍X光片，突如其來的要求，將滿腹疑問也一併塞入我的腦中。

在胸腔內科門診裡，拍X光片絕對不是什麼新鮮事，尤其是當某某名人又得了肺癌，或死於肺癌，之後一週，這裡變成了熱門景點，不是打卡，而是「討拍」。

我用來釐清內心繁雜思緒所開口問的問題，沒那麼多字句，只有簡簡單單，「怎麼了嗎？」通常這句話，我都是搶先一步病患說出口的，但就在今天，偏偏就輸給他的焦急。

「我已經咳嗽一兩個禮拜了，所以想拍一張片子看看究竟是發生什麼事情了。」

他說話的同時，病歷資料清晰的告訴我，他今年三十九歲，我看了看他，外貌與年紀相符，沒有過於滄桑，也不顯得稚嫩，只是這張近不惑之齡的臉龐有些嚴肅，也有點疲憊。只可惜這是初次見面，信任與熟稔尚未建立，他的生活我無從過問，除非與疾病相關。

我又問了幾個問題，最後不帶惡意的抹去他原本的打算。

「咳嗽若只有一兩週，又沒有什麼其他特殊的狀況，不一定會立刻照片子。」拍攝X光由健保給付，我不能因為個人無限的擔憂，就幫每個人照X光片。但我仍然可以提供協助，在他的同意之下，我在電腦上選了幾種藥物，都是能有效緩解咳嗽的良方。

雖然沒能達到初來時心中所想，但他仍然禮貌的接受我的診斷，向我道謝後就準備轉身離去。

就在這瞬間，上天給了他一扇窗，光線引領著我的眼睛瞥向他的手指，不為什麼，只因為他站起來時，坐著的我，目光平行向前，正巧就是他垂放的手指處。

這一瞥，我急得出聲將他留下，此時的他，手才正要放上門把。這一回，換他不明所以，回過頭來的眼神寫滿了疑惑。

「你去照張X光。」我的手飛速地在鍵盤上敲打著，心裡有些惱怒，看診的時間雖然不長，但應該仍有那麼幾秒鐘的時間，足以在他說話手勢飛舞時，看見這個明顯的可疑病徵的！

他茫然的走向我，而我的眼睛定定的看著他的手，就像雲豹蹲伏草叢緊盯著獵物那般，微微帶些攻擊性，心裡正翻轉著各種縝密的評估。

他的手又大又寬，是一雙屬於男性的寬厚手掌，只是他的手指頭卻很不一般，鼓脹的手指末端、指甲甲面隆起，這是骨組織與結締組織的不正常增生所產生的現象，醫學上，稱之為「杵狀指」（圖五之一）。

這像極了青蛙手指的可愛模樣，在我們眼裡卻極為不受歡迎，因為這是許多癌症的特徵，尤其是肺部方面的疾病。

圖五之一

杵狀指

杵是一種棒狀工具，用來研磨，如舂米，擣藥等，通常末端膨大，增加接觸面積。顧名思義，杵狀指是形容指頭的末端膨大，像杵一樣。杵狀指除了可能是小孩子先天性心臟病以外，成人若發現有後天的杵狀指，通常意味著肺臟內有問題。有可能是肺癌、肺纖維化（菜瓜布肺）、支氣管擴張症、肺膿瘍等。杵狀指有四個特徵，早期只有指甲床及根部變軟及紅腫（A），接下來指甲板與指節相接連的角度會變平（B），指甲板逐漸出現膨起的弧度（C），俯視指甲板的面積會發現幾乎佔滿指尖，看起來如杵棒末端（D）。圖中這位未滿四十歲的病人，因為意外發現的杵狀指，進一步診斷出右上肺葉的肺癌（箭號所指）。

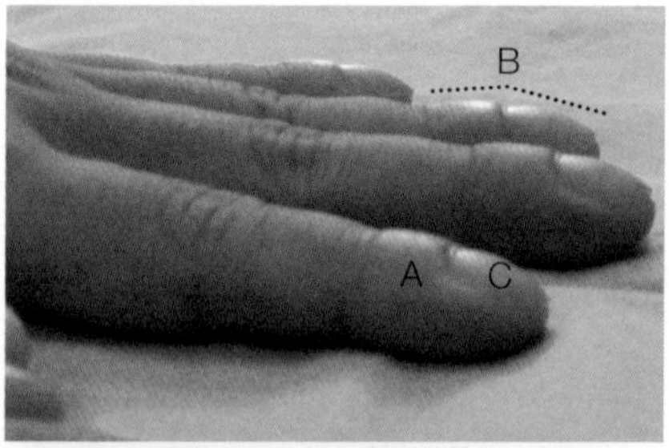

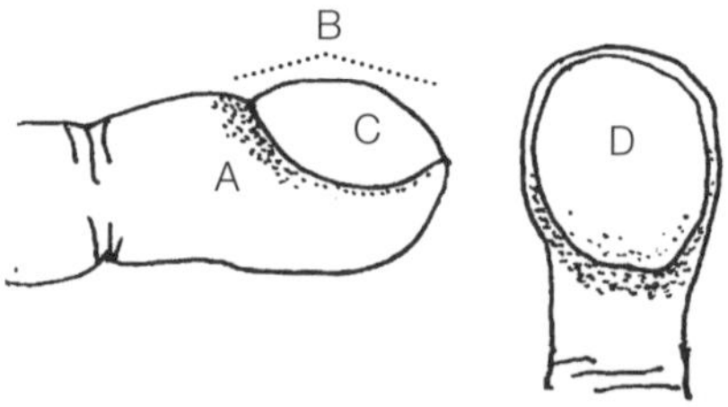

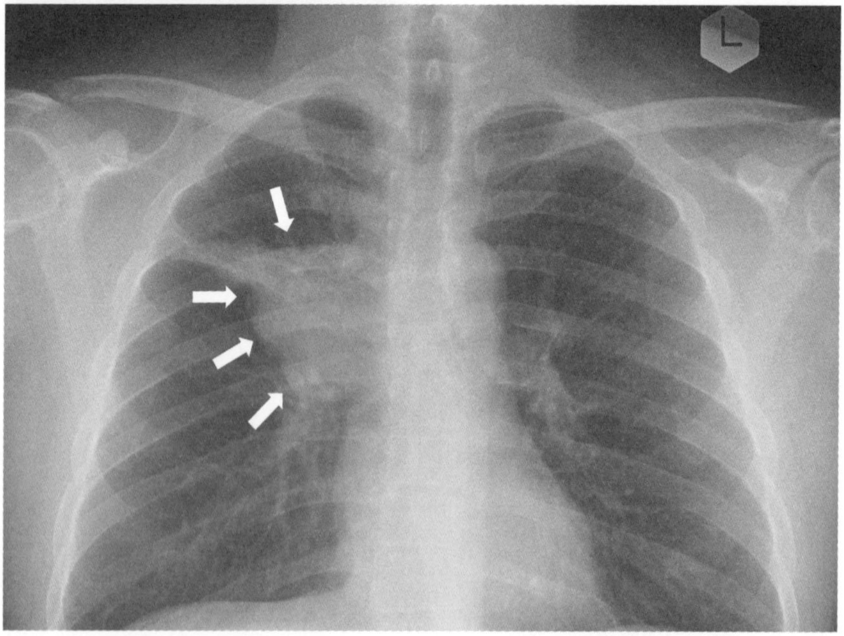

意料之外的否極泰來

沒有意外的，我們發現了肺癌。

好大一顆腫瘤就掛在他的右肺上半部，突兀得連老婆婆若沒事經過，也會問我，哪一大顆白白的東西是什麼？那顆腫瘤囂張的佔據在那兒，想必已經有好長一段時間了，歲月不僅讓腫瘤茁壯，也讓它變得猙獰，大剌剌在X光片裡顯現蹤跡，似乎自恃著我們將會拿它沒有辦法。

對於他的治療，我確實陷入了悲觀的掙扎。

那是距今已經接近二十年以前的時間，彼時距離二〇〇〇年才過沒幾個月，還在「判定是肺癌大多已經末期，且有八成五的病人無法治癒」的年代。當時沒有可靠的藥物，勉強只能使用第三代化療進行治療，這在當時已經能稱得上是治療肺癌最好的藥物了。但所謂最好，就是讓病人多活兩個月，稍微有點幸運的人，平均可以多活四到六個月，倘若承蒙上天眷顧，能超過一年都算是有賺了。

「可是我的孩子還那麼小……」聽到自己罹癌的消息，他連摸自己胸口的勇氣也沒有，單獨前來的他微微在發抖，早先的氣定神閒早已躲入即將下山的昏黃陽光中，隨之搖擺消散。

絕望，讓他已經被淘空的內心更顯嚴寒。他告訴我，自己才剛與妻子協議分離，孩子歸他，今年才正要滿八歲，才剛要穿上小學生的制服，準備邁入成長的另一階段。

面對獨自撫養孩子的孤獨，他正在努力學會堅強，學會父代母職，這一切都是那麼的不容易。但是癌症？他該如何消化這個突如其來的噩耗？他沒有辦法想像，將會無法見證孩子升上國中、考上高中，那麼久遠的未來，過往都是觸手可及的，但眼下，他的時間已經被偷走了，被肺癌。

他說著破碎的語言，我靜心聆聽，看著他十根手指頭的圓凸，心想這殘忍的景象究竟是一種能夠發掘癌症的福氣，還是判定人生可能驟然終止的厄運？

先天性心臟病的病人，也會有杵狀指的病徵，但這樣的病徵已經甚少在臺灣的醫療案例中被發現，其根本原因在於臺灣兒科發展迅速，小兒科醫師擁有優良的訓練，因此在新生兒出生之後，幾乎就能很快發掘心臟異常病人，並提供進一步的診療，因此很少會在相關成人病人身上見到杵狀指。

成人若有杵狀指的發生，大多都是被難解的疾病纏身，就肺部疾病而言，無論是肺纖維化、少部分的支氣管擴張病人、慢性肺阻塞病人都有可能發生此症，而最令人憂慮的，就是肺癌，無論是肺腺癌、小細胞癌，或是俗稱肺鱗癌的鱗狀上皮細胞肺癌，都有可能會發生。

「醫生，我要接受治療。」男人的話語從破碎轉為堅強，身為一個單親爸爸，他自知可能會被疾病打敗，但是要談放棄，可不是有幼兒要照顧的他所擁有的權利。

要對抗那顆接近六公分的腫瘤，他雖然剛失去一份工作，但卻沒有失去活下去的鬥志。我們也在更進一步檢查之後，開懷且訝異的發現，即便腫瘤已經如此碩大，但卻完全沒有任何轉移的跡象！

他的肺癌或許並沒有我們想像中的那般壞心眼。

化療的效果異常的好，隨著治療演進，我們也加入放射治療，最後在腫瘤縮小到一定的程度後，決定開刀移除。他躺著進入手術室，躺著被推出來，最後直挺挺的靠自己的力量跨出大林慈濟醫院的大門，沒有腫瘤拖累的身子很輕盈，腳下的步伐也很輕快。

最後，他活了不只八個月。

男人不僅看著孩子上了國中，考上高中，出外就讀心之所嚮的大學，如今也有了一份安穩的工作，曾經的小蘿蔔頭如今已經過上嶄新又獨立的人生。

最後一次見他，是在二〇二〇年，當世界各國被 COVID-19 疫情擾動得難以安定之際，他的日子卻是在步步邁向平穩。他告訴我，他再婚了，對象是與他在信仰上志同道合的教友。

「生病之後，我開始尋找宗教的慰藉，後來我受洗成為一名基督徒。」他投入天主那開明又開放的懷抱，積極參與教會活動，也在這個過程中認識現在的太太，對方知道他的種種，包含離婚、孩子、曾經與肺癌共處，以極其慎重的態度，決定與他攜手度過未來的人生。

他們希望未來的人生裡，不要再有肺癌來攪局。我笑了笑，疾病何時要找來，身為一位醫師我都不敢妄言，但看他接近二十年來的病歷顯示，自從開完刀後，他有幸避開復發的可能，或許他的運氣比我想像中都要來得豐滿。

第6章 X光的痛點

千禧年以前，有八成五以上的肺癌病人，一經確診時，連開刀的機會都沒有；有時，當我不想讓數字顯得如此張牙舞爪，會將八成五改說成八成。但這幾乎無法帶來效果，聽者的震驚程度並沒有因此而銳減。

當年，電腦斷層雖然早已問世，但技術與費用仍有很大的限制，肺部檢查與肺癌篩檢大多只能仰賴胸部X光。但X光片有太多的重疊，骨頭、肺血管、橫膈、心臟……這張透視的片子裡，能夠隱匿的暗角太多，即使看片精準、經驗豐富的胸腔科醫師，有些時候也無法在片子中找到那些想極力消滅的罪犯。

二維影像下所看不見的它

肺癌精心挑選一身黑色勁裝，將自己隱身在沒有月亮的黑夜裡，當我們好不容易從X光片上描繪出它的輪廓時，它早已深深扎下邪惡的根莖，甚至透過血液，跑遍全身，找尋另一處願意讓它留下的沃土。

高死亡率以及高復發率，讓肺癌在公衛領域中始終吸引眾人目光，人們極力與之對抗，找尋突破之法，因此早在一九七〇至一九八〇年代之間，全世界開始全力推行肺癌篩檢。

其中美國三大著名院所——梅約診所醫學中心（Mayo Clinic）、約翰・霍普金斯醫院（The Johns Hopkins Hospital）以及癌症治療與研究機構紀念斯隆・凱特琳癌症中心（Memorial Sloan Kettering Cancer Center）甚至進行一場大規模的研究計畫案，每四個月為加入計畫的民眾照一次X光，為求謹慎，也同時驗痰。

集結醫學界最頂尖的醫師、技術員以及豐沛的院所資源，這場研究計畫案最終的結果卻像那位二〇〇二年來到我診間的病人所帶給我的感受——令人痛心疾首。

他的X光片，直至今日仍然被妥善保留在我的教學檔案夾內，一張的日期是二〇〇二年二月，另一張則是同年九月，每次一拿出來，幾乎沒有任何意外——考倒了眾多看片精準且經驗豐富的胸腔科醫師。

這兩張片子幾乎一模一樣，從中難以找出任何可疑的瑕疵與異處，甚至也看不見任何疑似腫瘤的陰影與殘片，但這個病人在拍第二張片子之後的四個多月，因為咳嗽不停再照一張片子，已經是半片肺葉都白掉了（正常的肺在X光下看起來是黑的），極度分化不良的肺癌，再不到三個月，他閉上雙眼，與愛他的家人永遠別離（圖六之一）。

那無疑是一場失利的戰爭，失去了一條寶貴的性命，這條性命可能是某人的摯愛，也可能是一個家庭的支柱，死亡來得如此突然，他根本來不及好好的向人間道別，向他的夢想致歉。

不甘心的念頭催著我回溯，送走他之後，我回過頭來將X光片拿出反覆對比，兩張片子被我放大無數倍，一吋吋的交相比對，才終於在眾多的血管群中找到它。那像一片輕巧的羽絨，落在九月份拍攝的X光片細縫中，是那麼的輕巧，那麼的淡薄，那麼的令人難以察覺，只要一眨眼，就會錯失它。

圖六之一

翻臉比翻書快

當我在思考如何形容早期肺癌多麼不容易在X光片看到時，心中閃出的第一個詞竟然是「翻臉比翻書快」。因為X光片有可能前一張看似正常，短短三、四個月後，翻臉就出現無法根治的惡性腫瘤。圖中的兩張胸部X光片，相隔四個多月，除了發生右上肺葉的大片白色異常病變外（箭號所指處），專科醫師還可以看出可能的心包膜積水與右側肋膜積液。

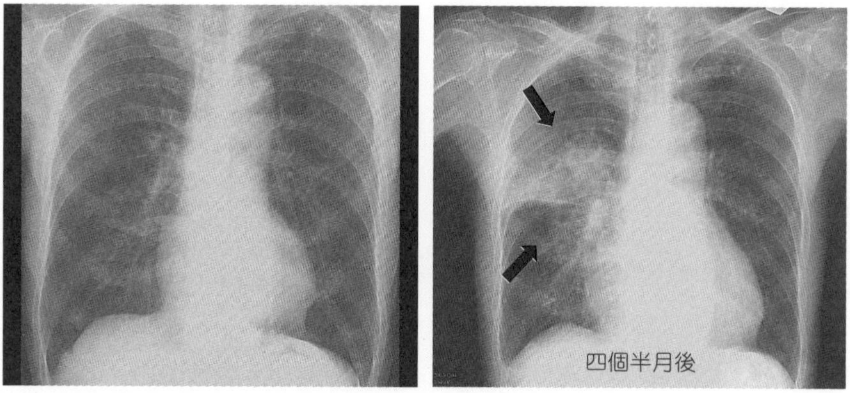

那無疑是顆腫瘤，令人洩氣的是，事後的先見之明總是會不定時的來示威一下。我緊盯著藏身在二維影像中的它，總覺得它正露出邪惡的獠牙，笑著我們這群醫師，竟然會看不見它。可是在我將片子退縮到原始尺寸時，那片絨毛幾乎無蹤，彷彿只留下在空間裡反覆迴盪的訕笑聲。

愛往外跑的月光族

胸部X光要發現早期肺癌？很難！難在X光有太多的死角與遮蔽，也難在肺癌那揮霍無度的浪子性格。

我常逗趣的笑稱，肺癌就像一個月光族，它對安居樂業沒有太大的興致，成天只想往外跑，只要一分裂就跟著血流遊走各處，對比許多其他類別的癌症在分裂後會聚在一起並逐漸壯大，肺癌卻永遠都是小小的，因此即使只是一公分的肺癌，其實存在體內可能都已經有數年以上的歲月。

為了求得環遊世界的機會，肺癌跟著血液走，有時還會刺激血管形成，為自己開路，甚至在遇到前進的阻礙時，進一步分泌足以溶開前方阻擋的因子，藉以暢通行進路線。在它的無所不用其極之下，轉移機率無疑將會大增。

那位被神經外科轉診過來的老伯，起初到醫院就診時主述，他懷疑自己似乎是中風了。懷疑來得合情合理，他的左半邊肢體失去氣力，甚至連控制口水的能力也沒有。

神經外科醫師透過醫療影像，發現它的腦部有一顆碩大的腫瘤，由於腫瘤大且已經壓迫運動神經，因此很快就安排手術將腫瘤取出。但手術過後，老伯並沒有持續在該科就診，神經外科的醫師把他轉到我的診間來。

「我們認為，他腦部的腫瘤不像是原發性，是轉移。」神經外科醫師的專業判斷其來有自，而讓他起的第一個疑心，是老伯告訴他，他左半邊無力並非一時之間，而是在三個月內慢慢失去氣力。「這顆頭部的腫瘤顯然是從小顆慢慢長成。」

我們心知肚明，轉移的腦腫瘤，多半都是肺癌轉移。

我替老伯照了一張X光，但是在二維影像上，我根本看不見理應存在的目標物。由於他的大腸跑到肝臟上方，因此老伯的橫膈位置偏高，大半肺葉都被擋住，想利用X光找出病灶，著實異想天開，因此我當機立斷，為他安排了胸部的電腦斷層掃描。

當歲月推著我往前走，除了髮鬢開始翻白之外，很多時候我對時光往前跑的速度，都是心懷感謝的，因為連帶而來，是醫療科技的進步。老伯來到我面前時，電腦斷層掃描在胸腔科領域早已發達，因此我很快就在影像中找到那顆在肺部右下角的腫瘤。

然而有時候影像過於清晰時，代表著要迎接的打擊也將更大。

老伯的肺部有著一顆讓我們毫不意外的腫瘤，但他的肝臟與骨頭，同時也有了轉移的跡象。

電腦量測以精準的數據告訴我們，老伯肺部腫瘤僅2.3公分，肝臟的腫瘤卻足足有4公分，而根據神經外科醫師在病歷上留下的資訊，老伯在頭部的腫瘤有4.5公分！

我不禁對著電腦斷層影像喃喃低語：「兒子長得比老爸還高大呢！」

X光片年代的驚弓之鳥

一個0.5公分的腫瘤有十的八次方個細胞，一公分腫瘤則有十的九次方個細胞，老伯肺部那顆三公分的腫瘤，就有二十幾億個細胞；驚人的是，一公分的腫瘤每天都會掉上百萬個細胞到血液中，隨著血流暢行身體各處，找尋願意給予擁抱的安居之地，即使不是每一個細胞都有辦法能夠存活得下來，但只要單單一個找到落腳之處，就足以讓生命之火變得更加黯淡。

肺癌，當你發現到它的時候，離死亡其實已經很接近，但是離它誕生，卻已經很遠、很遠。

正因為明瞭胸部X光片的判別並不容易，因此在低劑量電腦斷層掃描盛行之前，投入肺癌研究領域的醫師為了專精自己，不斷的拉出自己手上肺癌病人的X光片，期待能在細節中找出那個既大膽又冰冷的魔鬼，一張、兩張、五十張、一百張……一次又一次琢磨，累積自己判別腫瘤的功力，理解早期肺癌可能的模樣，漸漸興築敏感的神經，這是一段極為漫長的養成，數年過去後，有人成功了，但也有不少人為自己的眼力深感挫敗。

只是，偶爾走入成功寶塔的我們也不免常常在自我受驚中飽受驚嚇。

曾有一位病人在定期追蹤時，我發現他的X光片似乎有異狀，於是我猶如驚弓之鳥般，趕緊為他安排電腦斷層掃描以確認，結局產生了兩個令人意外的結果。第一個意外是，我原本認為啟人疑竇的那一點，根本原因是一個良性的骨頭病灶而非肺腫瘤；第二個意外，是在遙遠的另一邊肺臟，反而發現真的禍害，那是我在X光片上完全看不到的腫瘤。

病人是不幸，也是幸運，在這樣的意外發現下，我們將這顆才剛生成的腫瘤移除，避免未來可能發生的憾事。

每天的門診，總是有人要求照張胸部X光片，希望得到一個「沒有長腫瘤」的聖杯，我想到個有趣的事情，西方宗教總是請上帝「祝福」您，我們的文化總是請佛菩薩「保佑」您，好像我們的佛菩薩責任大一點。也許，X光片只能提供一些祝福吧！

第7章

低劑量電腦斷層掃描的助益

她一走進來，那過瘦的身形就在我腦中留下深刻的印象，雖不到瘦骨嶙峋的樣貌，但仍令人十分憂心她的健康狀態。如果她沒有大病大痛，我會建議她多補充養分，將自己養胖一些；如果不幸被疾病纏身，我更希望她可以多補充營養，以赴艱鉅的治療。

瘦，是我對她的第一印象，還好也因為瘦，接下來發生的一連串事情，才會有偏向美好結局的故事。

突如其來的大轉彎

她給我一張光碟片，說那是健檢中心隨著診斷報告一同寄來的。她原本以為，會像往常幾年去做健康檢查那樣，在報告上看到幾個無關痛癢的紅字後，一同將完全沒被讀取過的光碟片隨同報告書束之高閣，然後繼續如常的生活，僅需在運動與飲食上進行無傷大雅的控制。

但今年，報告上給的診斷，超乎她原本所有的想像，也割傷了她的心，恐懼與不安隨著那道看不見的傷口汩汩流出，在等待看診之前，她有幾度就要被淹沒得喘不過氣來。

她開口訴說時，表面上看似平靜，但聲線緊繃異常，「健檢中心告訴我，X光片顯示，我的肺部右下邊有一顆。」

數量後的名詞她沒有說出來，也不願意說，彷彿說了之後，這一切就可能化為真實。

她幾乎是帶著絕望前來。之於我而言，單憑幾句話，無法確切給出肯定的診斷，於是我將光碟片送入電腦主機，經過些許的等待後，我看到了那張X光片，也很快的找到她所說的「那一顆」。

我細細察看，在那個因為專注判讀而讓空間變得一切寂靜的片刻，空間中的緊繃感愈束愈緊，如果我們靠得夠近，或許就有可能聽見強烈撞擊的心跳聲從她過瘦的身體傳出來。但我沒聽見，不只是因為我們的距離，更是因為我必須得專注判讀X光片。

我沒讓她緊張太久，再開口的話語，是經過縝密確認後的宣告，「這一顆，應該是乳頭。」

擔憂以頗緩慢的速度在她臉上退散，留下的卻非安然放心，而是些許的疑慮。她的表情足以形成一個顯而易見的問題，百分之百沒事嗎？於是我沒等她開口，便直接了當的接著自己的話語後方回答：「妳實在太瘦了，所以乳頭照X光時會比較明顯。我認為，這一顆不是腫瘤，可以先不要擔心。」

再一次的承諾，沒有獲得既有的回饋，但這在門診頗為常見，畢竟恐懼已經纏著她不放那麼多天，一時半刻要卸下這份難以承受的負擔，任何人都可能有一朝被蛇咬的感覺，與其如此，讓她慢慢的放下，或許也是一件好事。

「如果妳還是會擔心的話，三個月後再回來照一張。」

聽見我這麼說，婦人仲愣的神情才終於有了些變化，彷彿恐懼許久的心稍稍被戳破了一個缺口，希望正在流淌入內，稍微溫暖她連日來疲憊的心。

肺癌找尋的一大助力

幾個月後，她回來了，雖然她體態依舊過瘦，但至少神情有安心所填充的飽滿。依照指示，她先進行X光攝影。

當X光片傳回我的電腦時，我覺得她第一次來的不安，似乎又悄悄的透過門縫潛入我的診間。

X光片先證實了起初那個位於肺部右下角的疑似病灶，應當是我認為的乳頭陰影沒錯，但這一回X光片又告訴我，婦人右肺上面突然出現了另一個可疑的白點，這是上一次的X光片完全沒出現過的可疑病灶。（圖七之一）

圖七之一

無所遁形——美麗的錯誤

胸部X光片雖然方便，但前後重疊的影像有時會誤以為有病灶。上圖（A）為部分X光片的截圖，紅色箭號所指懷疑是一個毛玻璃病灶。進一步安排的電腦斷層，以骨頭的對比條件下（B），才發現是先前肋骨骨折後癒合的痕跡（箭號）；意外的是對側的肺（C），在肺臟的對比條件下，反而找到真正的毛玻璃病灶（黃色圓圈內），經開刀證實為肺腺癌。這個發現其實是美麗的錯誤，因為胸部X光的懷疑，電腦斷層卻讓這個隱形的早期肺癌，無所遁形。

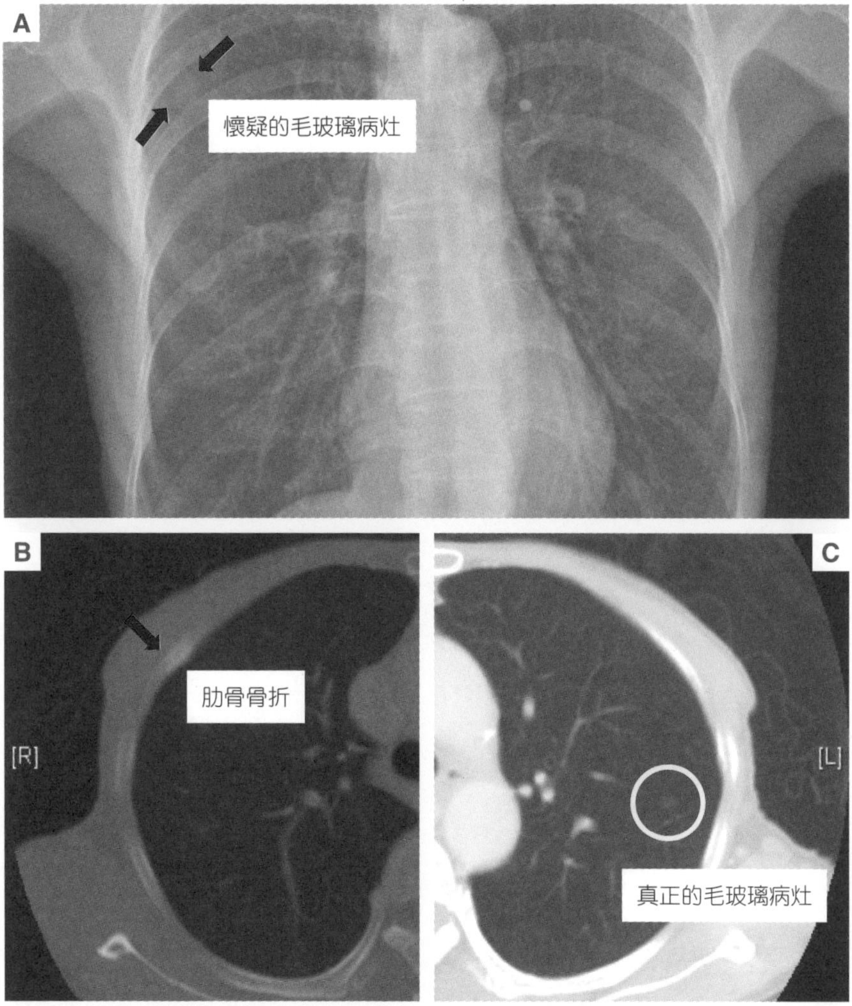

「還好我有叫她回來，這才意外的可以發現這一顆。」凡事總有樂觀的一面，我心裡帶些安慰的想著，當初我的提議以及她的謹慎，才有機會讓我們發現這顆原本在健檢中心沒被拍到的白點。

為求慎重，我為她安排進一步的電腦斷層，而結果出爐之後，又是一個意料之外！

那顆新發現的小白點不是腫瘤，是先前有肋骨骨折後癒合的證據。但我沒有就此開懷宣告萬事平安，因為我在左肺發現了一個不容懷疑的毛玻璃影子，我告訴她，她罹患了肺癌，慶幸的是，還是早期。

她的臉再度浮現因為錯愕而迷惘的神情，只是她這次開口速度比我快得多，「左邊？可是之前在健檢中心以及這次照的X光片上，左邊都沒有問題，不是嗎？」

許多病灶在X光片上幾乎難以得見，即使在醫療科技如此進步的現代，依舊如此，尤其依附在她肺部的那塊毛玻璃極小，只有電腦斷層掃描才能找到它。這也是為什麼當今要作肺癌篩檢時，我們經常仰賴低劑量電腦斷層掃描的原因。

肺癌的死亡率在世界先進國家幾乎都排名前段，因此數十年來，人們亟欲透過各式的研究探索其中奧秘，並渴望從中找出早期發現的可能。自從美國三大著名院所——梅約診所醫學中心、約翰．霍普金斯醫院以及癌症治療與研究機構的紀念斯隆．凱特琳癌症中心的X光研究計畫案後，證實X光對於早期肺癌篩檢的成效有限，一度大家不再對肺癌篩檢感到熱衷，討論度急速下降。

然而肺癌對世界各國人民的健康所帶來的危害，讓人難以忽視它太久，很快的人們就重新拾起對肺癌的重視，並開始找尋其他更可靠有效的篩檢方式。

美國在二〇一一年公布一項大型研究成果，美國國家肺癌篩檢試驗（**The National Lung Screening Trial，NLST**）從美國三十三間醫學中心裡找來五萬名肺癌高危險族群，請他們每年接受一次低劑量電腦斷層掃描檢查，研究計畫持續整整三年的時間，結果讓眾人看見一絲曙光。

研究顯示，低劑量電腦斷層掃描篩檢到的肺癌病人，可以降低百分之二十的死亡率，平均每做三百二十人，就有一人能因及早發現腫瘤而避免死亡。

身為一名治療肺癌的醫師，我必須得正視這個數據，雖不夠滿意，但因為太過瞭解要揪出早期肺癌著實困難得超乎想像，因此內心不免有些安慰，至少在診斷上，我們多了一項比胸部X光強而有力的武器，低劑量電腦斷層掃描甚至可以偵測小於一公分的結節或毛玻璃病灶，而這些有可能是早期肺癌或原位癌。

不可諱言它仍會帶來部分風險，但機率極低，幾乎可以說是安全無虞。

若以最令人憂心的輻射暴露來考慮，胸部X光的輻射量約是0.02至0.1毫西弗，標準胸部電腦斷層掃描則是7毫西弗，幾乎可高達胸部X光的三、四百倍，聽來駭人，但是若使用低劑量電腦斷層掃描，約略是1到1.5毫西弗，已經是日常背景輻射中仍可以接受的範圍內（地球上平均輻射暴露大約在2.4毫西弗），若一年只做一次，都算安全，而目前已有更進步的超低劑量電腦斷層掃描設計，都比照一張腰椎X光的輻射劑量低。

其實，日本早已在一九九〇年代就已經開始用電腦斷層做肺癌篩檢，當時他們將儀器設備搬到大型卡車上，以巡迴篩檢的方式開進村村落落，這二十年來，不只是電腦斷層機器的進步，經驗累積對病灶的區分判斷更精準，治療的進步更是突飛猛進，包括手術定位、胸腔鏡微創手術、機械手臂輔助、術後輔助治療、立體定位放射治療、標靶與免疫治療等等，都賦予整個肺癌的篩檢與診治更大的肯定。

篩檢不外乎從高危險群開始，醫學早已證實重度吸菸是罹患肺癌的最高危險因子，而低劑量電腦斷層掃描能協助其及早發現病灶。此族群的定義包含每天抽一包菸達三十年或每天抽兩包菸達十五年、正在抽菸或尚未戒菸尚未超過十五年、年齡在五十五歲到八十歲之間，符合這三項條件之一的人，都應該進行低劑量電腦斷層掃描的篩檢。

但上面說的是最危險的一群，抽菸的時間已下修到一包菸達二十年以上。除此之外二手菸、家族史、長期暴露在空氣污染區的人，也屬風險較高的族群。接踵而來，更大的困難點在於很多不抽菸的民眾，罹患的是沒有明顯危險因子的肺腺癌，這對於未來在規劃的第五癌篩檢，兼顧公平性是很大的挑戰，因為最聽醫囑，不抽菸，也避開可能風險的人，反而只能自費篩檢。但且不管給付問題，透過低劑量電腦斷層掃描篩檢，確實可發現更多的早期肺癌，加上現今的開刀技術、藥物使用與副作用控制藥物都在不斷進步，許多病人還是有很大的機會，能與那位過瘦的婦人一樣幸運，在及早發現，及早治療下，成功的與肺癌揮手道別。

第8章 診斷工具

烏雲不會永遠蓋住天空，陽光正等在那兒。

二、三十年以前，由於沒有有效的治療方式，控制副作用的藥物也不夠好，加上診斷工具所帶來的侵害並不小，以上種種原因，肺癌在人類世界中囂張跋扈的四處亂竄，很多時候，即使資歷豐厚的醫師也無法透過當代的診斷工具發現到它，例如X光。

然而時至今日，命運開始風流水轉，原本佔上風的指針已經逐漸從癌細胞那裡移動開來，漸漸往人類的方向寸寸撥移。

出乎意料的結局

攤開歷年來的媒體訊息，被肺癌無情取走生命的名人並不少，例如歌手鳳飛飛、演員文英、前法務部部長陳定南、舞蹈家羅曼菲……他們的職業不同、生活形態不同，年紀有中壯年，也有年長者，但肺癌不分貧富貴賤，鎖定目標後，就想方設法逐步擴張。媒體每年對於癌症存活率的報導，更加深民眾的恐慌，「肺癌恐懼症」在這些年來，幾乎就像另一種折磨人的難症，讓民眾與醫師都疲於奔命。

我曾遇過幾個病人抱著診斷病歷前來，期待能在我這裡取得足以鋪往未來人生路的珍貴地磚。那是一位出家師父的俗家姊妹，因為左胸痛而前往醫院就診，醫師謹慎的為她照了胸部X光，也替她安排電腦斷層掃描，在做足一切功課之後，才謹慎的告訴她，她的左胸掛著一顆不容忽視的巨大腫瘤，X光片與電腦斷層影像橫亙在她與醫生中間，閃著刺眼的光，將她滿腹疑問逼入牆角，沒得反駁，而腦海裡只剩一片漆黑。

她傷心欲絕的來到我這裡，告訴我，替她診斷的醫師明確的表示，若要判定期別，這很有可能會是肺癌末期。

她邊說，我邊細細咀嚼她所帶來的影像，這顆腫瘤確實碩大無比，就像是一顆幾經接枝改良而變得異常巨大的水梨，從她的左胸橫跨到腹部來。

「我可以開刀嗎？」她問。

「這麼大一顆，要開刀恐怕傷口會太大，反而會對妳造成更大的負擔。」我看著她的眼睛，誠懇的說完後，又將視線轉往影像上，心想若真的是末期，還要挨這一刀，究竟值不值得？

但就在這個疑問還無法自問自答的時候，影像訊息讓我的思緒飛快的轉了個彎，「但這看起來不太像肺癌⋯⋯」

希望的火苗被點燃之後，空間霎時之間變得溫暖，她始終黯淡的雙眼也開始有了點點星光，定定的看著我，期待我說更多。

我決定不負所望，將心裡的想法告訴她，「若真的是末期，那麼挨這麼大一刀，只會徒增身體的痛苦；影像上看起來，我覺得它不像一般的惡性腫瘤，反而更像爛掉的組織細胞，不如我們先進行引流，引流掉一部分之後再開刀進去把它挖除，你認為這樣好嗎？」

此法讓治療的時程被拉長，但她卻義無反顧的選擇信任我的專業判斷。眼下，只要是一名她所信任的醫師，開口告訴她事情可能有轉圜的餘地，她肯定是奮不顧身的百分之百相信。

結局既不可思議，又在我預料之中。我們引流部分腫瘤後，再開刀將直徑高達十四公分的腫瘤移除，那果真不是惡性腫瘤，而是一個因發炎而腐爛的良性腫瘤，肺部若有感染時，很容易產生這樣的情形。

診斷工具助正確判斷

像她這樣是不幸也是幸運的病人，我遇見不止一次。曾經也有個來自屏東的慈濟志工一進到診間就告訴我，他被一家醫學中心的醫師告知罹患肺癌，希望到我們自己的醫院來開刀。我沒有在第一時間就答應他，因為我仍得再次確認他說的診斷，檢查的過程耗去些許時間，但這些時間並沒有枉費，我非但沒有如他所願的幫他會診外科醫師，反而給他抗生素、類固醇等藥物，而且很快的，那個疑似惡性的腫瘤就迅速縮小而至消散的無影無蹤，那個病名叫作「器質化肺炎 (organizing pneumonia)」。就像是一種名字叫作猩紅王蛇（Scarlet kingsnake）的無毒蛇，長的非常像一

圖八之一

低劑量電腦斷層幾切很重要嗎？

常常看到不同醫院在介紹他們新進的電腦斷層，是多少切，一般民眾會以為這個幾切的數目是代表分析的很細的意思，其實這是個誤解！幾切代表了偵測的探頭數。但是肺癌篩檢較重要的是多少距離及厚度呈現一個切面，如左圖紅色箭號所指的小毛玻璃病灶，若是間隔太大（綠色實線），可能就看不到，必須間隔更小（紅色虛線加綠色實線），才比較準確。目前各醫院收費不同，偵測的精細度也不同。

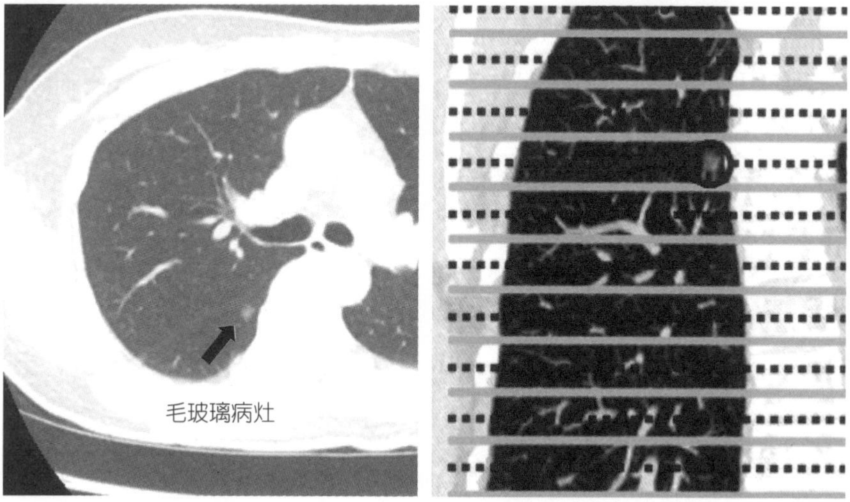

種劇毒的珊瑚蛇（Coral snake），但不會要命。器質化肺炎有時候影像上看起來就像惡性腫瘤，只用抗生素常常效果不佳，加上了類固醇，擔心就會隨腫瘤一起消逝。

每當低劑量電腦斷層掃描發出可疑的警訊時，我總要病人先不要太過緊張。不可否認，對比X光，電腦斷層掃描是一個更為可靠的工具（圖八之一），然而也因為執著不錯放任何一名可疑的病人，它顯得過於敏感。根據以往對肺癌高風險的人作低劑量電腦斷層掃描篩檢，大約四分之一到三分之一的人，或多或少都會發現一些問題或病灶，然而再進一步追蹤或診斷，真正罹患肺癌的病人，其實是不到四成或更低；而且即使是肺癌，大多是早期，或是原位癌，更大部分的結果，通常只是癌症前期或良性腫瘤。

篩檢呈現陽性，可能只是因為一些無傷大雅的淋巴結、發炎，或是許久以前因為發炎所留下的疤痕。「高偽陽性」時常替昂貴的篩檢帶來負擔，這個負擔早已脫離健保未給付的經濟難題，而是心理上的壓力。

因此在此之後，醫師的縝密評估不可或缺，必須得透過層層的把關才能幫助確診變得更為可靠。隨著醫療科技持續的進步，協助醫師進行診斷的工具也就愈發精準，也大幅降低不必要手術機率。

診斷必須取得疑似病灶的組織，過往一小片連胸部X光都看不到的毛玻璃病灶，可能必須得開刀，再慢慢深入找尋，有時甚至還找不到，現今只要在病灶周圍定位打入染料，開刀後馬上就能看到因為可疑而變色的區塊，協助醫師精準切片交由病理科進行後續分析。

另一種方法則是使用支氣管鏡，但早期與現在的技術也有許多差別。每當看著新式支氣管鏡，我就想起那位運氣太差的好朋友，因為在他確診的那個年代，只有螢光支氣管鏡的檢查，而且極不普遍。

或許是身為相關行業，對於各項篩檢他幾乎也都配合。一年，健康檢查報告顯示，除了血液裡的癌症指數略高，他的身體狀況一切良好，謹慎的他，特地為了單單這一個紅字向單位請假，在醫院做更進一步的檢查，但是就是找不到任何可疑的熱點。

翌年，健康檢查報告幾乎複製前一年的數據，唯一不同的就是血液裡的癌症指數，結果已不只是略高而已，而是嗚嗚作響，逼得他進行更完整、更徹底的檢查，這一回，醫院找到了癥結點，是腫瘤，然而腫瘤大小是那麼的微乎其微，對比高得嚇人的癌症指數，實在難以交叉核實。

「低劑量斷層掃描是掃周邊的肺癌，有些肺癌是中間型的，要找到它，得用另一個方法。」我告訴他，螢光支氣管鏡檢查或許能協助解開謎團。

螢光支氣管鏡檢查乃是利用支氣管鏡，以藍色雷射光投射到病患的支氣管上皮以產生不同顏色的自體螢光，隨後再透過數位影像系統處理，讓綠色的正常上皮與暗紅褐色的異常病灶得以區別，協助醫師能更精準在病灶處切片。

每一項的檢查都有其風險，醫師的職責就是明確告知，於是我告訴他，此法有氣胸與出血的風險，當然醫師會審慎進行，若真的不幸發生，也能及時處理。他幾乎沒有太多遲疑就簽下了手術同意書，也因此找到了深藏在他肺部中央的那顆原發性的腫瘤。

螢光支氣管鏡的藍色雷射光是不會對人體構成傷害波長，精確度也夠，但醫療科技絕不會止步於此，一如低劑量電腦斷層掃描也持續不斷更新，不但可以計算腫瘤的體積大小，協助醫師瞭解腫瘤的變化與發展，輻射劑量更低，甚至可以運用立體定位，以輔助開刀。而支氣管鏡檢查也逐步發展到將超音波與支氣管鏡合而為一，用影像學的分析協助醫師判讀之外，也比起螢光支氣管鏡能更為精準找尋目標，即使針對長在動脈旁的腫瘤，也能更安全的取得癌症細胞或組織以供確診。

腫瘤的診斷，第一步是先影像把腫瘤找出來，第二部則是取得組織，而最後一關即是進行基因檢查，找尋可能的致癌基因，並針對該基因，做出更可靠治療方式。即使並非每一種已知的致癌基因都是「治」癌基因（有藥物可治的致癌基因），但只要找到，無疑就是將機會的門票握在手中。

在不斷推陳出新的診斷工具的協助之下，肺癌的找尋與診斷，正在逐步跨行，一步步往精準醫療的方向匍匐前進。

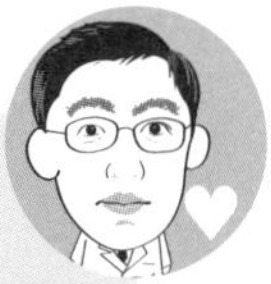

賴醫師小叮嚀

國人面對肺癌所產生的心理壓力，用聞癌變色來形容可能也不算過分。主要因為肺癌無法完全預防，不容易及早發現，擴散後更是難以根治！戒菸與避免二手菸暴露是最直接的預防，每天食用400至600克的蔬果，特別是十字花科蔬菜，如花椰菜或高麗菜等，也證實有保護效果。

低劑量電腦斷層是目前唯一被證實可早期發現肺癌的篩檢工具，目前的檢查輻射劑量（1到1.5毫西弗），略小於台灣每人每年所接受的背景輻射（1.62毫西弗），遠低於原能會公布的安全輻射劑量（50毫西弗），應該是安全的，坊間的商業競爭，有不同的套裝檢查，民眾會被吸引的是宣傳幾切最新的電腦斷層機器，但真正重要的是多少距離就掃描一次的攝影條件（比較標準是一毫米一切）與報告品質。雖然不到五十歲的人仍有可能罹患肺癌，但是目前並不會所有人，不分年齡或有無風險因子都一律檢查，目前除了抽菸史以外，家族史是第二個考慮接受篩檢的條件。另外還有很多健檢套裝會加驗一些腫瘤指標，因為太過敏感，會增加許多不必要的後續檢查與心理壓力，目前並不建議。

第二部 轉移

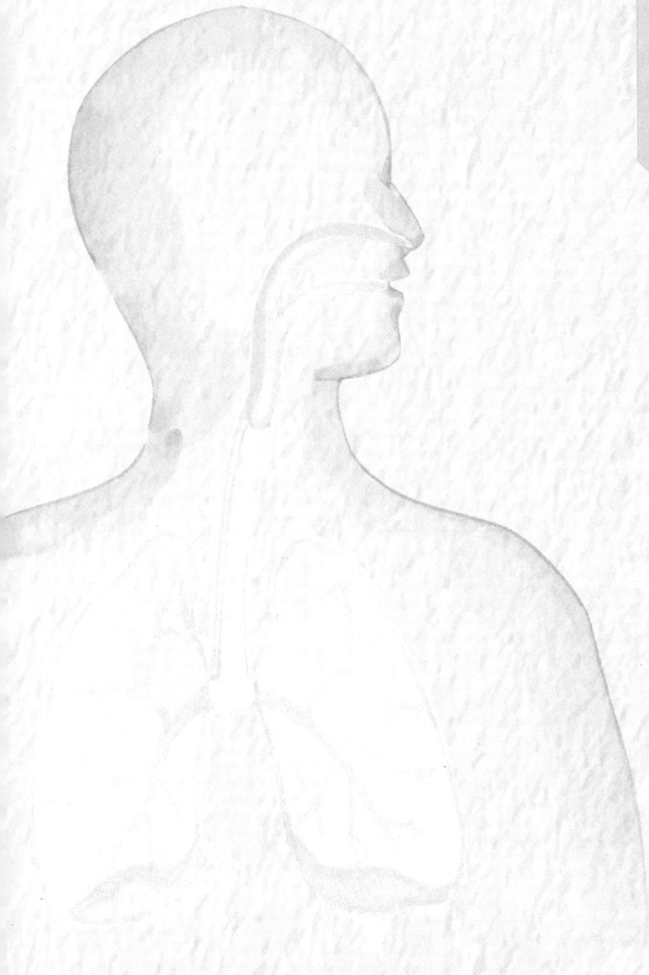

第9章 月光族

智慧型手機的出現，加上低廉的網路費率，一加一大於二的效果讓人類的行為模式被帶向與過往截然不同的風景，手機不再只是方便在移動中隨時接到電話，同時也身兼娛樂與行動秘書的角色。人們仰望風景的次數變少了，大多都低著頭透過小小的畫面，沉浸在來自世界各國的大量訊息裡，或是著迷於打發時間的遊戲中，當「低頭族」好不容易將視線從手機上移開，便會頓然發現，肩頸早已因為長期低著頭而變得緊繃不已。

一開始，在她扭動脖子告訴我她這陣子以來肩頸總感疼痛時，我還笑她：「妳只要不再當低頭族，就不會再痛了。」

我們之間流動的愜意自在的氛圍，很快就被X光的影像給完全擊潰。

低頭族的肩頸痠痛

看著阿姨陪家人走入診間時，我因為專注投入工作而緊繃了幾乎一整天的情緒，像是做了一個完美舒適的伸展操，緩緩的放鬆開來，親人所帶來的無形力量，就像悶熱無風的夏季午後，經過強力吹送冷氣的商家門口，那突然飄來的涼爽空氣，令人身心暢然。

看診的過程中，我們把握短暫的時間互道彼此的生活，所幸，一切都好。

就在愉快的短暫相逢即將宣告結束時，阿姨將那歷經風霜的手向上貼和脖子與肩膀的交接處，略微難受的扭了扭脖子，抱怨似的告訴我：「最近不知道是怎麼回事，脖子這裡總感覺到痛。」

起初，這番無病呻吟的話語，只是輕輕的搔過我的耳背，看著始終握著手機不放的她，我還能維持談笑風生的姿態，笑著回應：「妳就是手機看太多，看到脖子都歪了一邊；長期姿勢不良，怪不得肩頸會痠痛。」

聽見我這身兼醫師職責的晚輩如此笑話她，阿姨也只是寬宏的朗笑回應，直說自己確實放不下手機，但也不免想替自己辯解幾句，直說現代人不都是如此？

是啊！要不被手機綁架的人，實為少數，或許連我自己都身陷其中。

但是身為一個頻繁接觸肺癌病人的胸腔內科醫師，早已埋入身體內的警鈴卻在微微閃著亮光，猶如平靜的海面，頓然起了漣漪，輕巧的幾乎讓人不易察覺。

「妳以前有照過X光？或是做過健康檢查之類的嗎？」這算是標準問句。

她搖搖頭，直說身體無病無痛的，何必自尋煩惱？

看著她開懷自在的神情，我的心裡卻隱約有些不安。幾乎是在一秒瞬間，我腦裡閃過無數個念頭，但也很快的就讓自己做出抉擇，確認她在離開醫院之後沒有安排其他緊急行程後，我請她將隨身的健保卡取出，熟稔的替她辦理現場掛號，在她還滿頭霧水時，催促著她趕緊步出診間，拿著白色的檢查單轉往X光室進行拍攝。

望著她轉身離去的背影，我在內心裡默默的祈禱，但願心裡的微微不安，只是因為過度操心而已。

腫瘤轉移的樣貌

是骨頭轉移，在頸椎處，原位腫瘤在肺部。

她有些嚇呆了，腫瘤怎麼會轉移到那麼遠的位置？我知道她心裡最驚訝的，是這一個突如其來的病名，原本她告訴我肩頸疼痛，不過是想從我口中得到一個不痛不癢的診斷，或者是沒有關係的安慰，豈料我會給她如此令人喘不過氣來的壓力。眼下彷彿只要把話題轉移，就能將急速湧出的恐懼給強壓回去。

我決定順從，於是決定捨棄要與她先行討論的治療方式，轉往告知肺癌的轉移現象。

「骨頭是肺癌很容易轉移的部位之一。」現場的氛圍早已不若適才的溫馨舒適，空氣中有著緊張、不安以及打擊，人生的無常，不只在生與死之間，也在許多的決定之間攪動得一池清澈的春水。

肺癌的轉移屬血行轉移，我進一步解釋，血行轉移指的是腫瘤細胞進入血管，隨著血液流動，轉往其他願意接納它並供其生存成長的內臟器官，肺部轉肺部是最常見的，由於這個腫瘤的本家就是肺，因此透過血行轉移到肺部其他地方，理所當然也是能活得很好。

而肺部以外，能使其生長得最好的器官，骨頭是其中之一，這源於骨頭擁有豐富的生長物質，因此不僅肺癌容易轉移到骨頭，其他癌症也很容易轉到骨頭。

突如其來的確診所造成的震驚將阿姨緊緊包圍，讓她無從再分心提問，我何嘗不是如此？但身上的白袍提醒著我，我已不再是那個在過年期間，坐領阿姨遞來紅包袋的小男孩，此時此刻，我是眼前這名既驚又怕的女人未來的主治醫師。

我秉持專業，力圖鎮定，細細述說。

肺癌總喜歡往外跑，除了肺部、骨頭，肺癌容易轉移的器官，還有腦部、肝臟以及腎上腺。除了透過精密的醫療儀器分析檢查是否是由肺癌轉移，經驗豐富的醫師，大多也能從影像判別。

曾有一位罹患胰臟癌的病人被轉診過來胸腔內科，因為他的主治醫師發現其肺部疑似有一顆腫瘤。

那位病人坐在我面前的緊張萬分，與我阿姨現在的神情並無二致。但論結果，顯然是他要幸運得多。透過影像看來，我並不認為這是由胰臟癌轉移所生成的腫瘤，每一種癌症的轉移有其形狀特性，不同癌別轉移至肺臟所生成的模樣也不同，例如胰臟癌轉移到肺部的腫瘤，在影像上看起來大多是多顆散在性，就像一個沒有聚焦能力的小分子，大小差不多只有一公分左右。

我請病人再進一步接受檢查，但在檢查之前，我願意先給這名深受打擊的病人一個好消息，「我認為這顆疑似腫瘤並不是由胰臟癌轉移的肺癌，應該只是黴菌感染而已。」

雖然他緊繃的神情幾乎沒有任何變動，但我發現，那雙踏出診間的腳步明顯輕盈許多。而最後檢查的結果如同我所想像，是隱球菌（黴菌的一種）感染沒錯。

只可惜，我沒辦法給阿姨任何令人開懷的承諾，更沒有辦法說服自己，這只是一場屬於萬聖節活動裡無心的惡作劇，影像上看起來，她肩頸處的轉移，確實就是由肺癌轉移到骨頭所可能會有的模樣。

堅強迎向治療

阿姨的骨頭轉移位置並不理想，是在最令人為難的頸椎處（圖九之一），由於這是神經通往全身的隘口，還要承擔部分負重大責，出了問題可能四肢，甚至於呼吸心跳等都有影響，因此無論是在診斷或是治療上，都顯得更加危險，必須謹慎周全做足防護動作，如戴頸圈保護、施打新型單株抗體等，以抑制骨頭一直被溶蝕的危機。

「這些作為，可以讓你的骨頭比較穩固一點，大幅降低疼痛以及高血鈣症狀所帶來的

圖九之一

低頭族的肩頸痠痛

肩頸痠痛似乎是低頭族常見的毛病，但有時也可能是嚴重的問題所引起，如惡性腫瘤的骨轉移。右圖是一位病患因肩頸痠痛數個月來看診，箭頭指的是第七頸椎因為肺癌轉移，造成坍塌，已開始壓迫脊髓。左圖箭號則是造成骨轉移的原發肺癌，腫瘤大小不到三公分，但已經遠處傳播了。

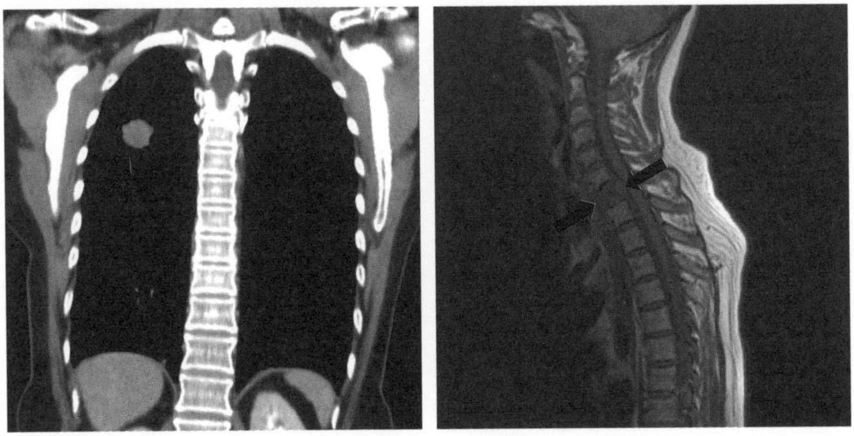

不適。」另一方面，我也替她安排放射線治療、標靶藥物治療，面對未來，我告訴阿姨，無庸置疑，這會是一條漫長而艱辛的道路。

阿姨很堅強，這股堅強可能來自於她天生的性格，也可能來自於她對人世間的眷戀與愛，甚至來自於身為一個母親的責任感。無論如何，她為自己，也為家人，果決的踏上滾燙的路面，即使過程中顛顛巍巍，也曾面臨高昂藥物費用的困境，但她仍勇敢無畏的配合我每一次醫囑與決定。

直至今日，她仍是我門診名單中的常客，可喜的是，她的精神氣色一如我印象中的模樣，清新、爽朗。在我們的合作之下，腫瘤雖然沒有因此走向絕路，但也無力再有多餘的心力作怪。

第10章 現代文明病？

也忘了是從什麼時候開始，運動過後的痠痛感像是扎下了根、滲入了骨，遲遲不見褪去。他不是初學者，也並非臨時起意才開始健身，身為一名科技業的主管，長年以來他已經習慣以運動作為壓力宣洩的出口，讓身心都能在極度的高壓之下，達到勉強平衡的狀態。

理應來說，長年保有運動習慣的他，身體不應該會讓這些痠痛感給持續佔據，過去運動後所帶來的神清氣爽，逐漸溢散該有的效果。

他知道自己的體內肯定發生難解的變化，只是他沒想到會那麼嚴重。

發現後即刻展開治療

他才四十四歲，是屬於我的病人群裡年紀尚輕的族群。但疾病從來就不分貧富貴賤，誰也不能視年輕為健康的本錢，因此當他說他長期以來一直覺得腰痠背痛，懷疑可能是在運動時傷及筋骨，我也不敢輕忽大意。

「每次健身完，背部就很痛。」他邊說，邊指了指背後，實事求是的科技人精神發揮得淋漓盡致，不僅清楚指出疼痛位置，甚至還為這個疼痛下了一個初步的定論，「八成是健身的方式不對，所以有受傷吧！」

他期待能從進一步的檢查中看見發炎的可能，但是在低劑量電腦斷層掃描中，我卻看見了另一種可能，而這是他最不樂意聽見的。

電腦斷層影像對一般病人而言，就像星際裡的星，一顆一顆、一點一點、一坨又一坨，黑與白的區塊隨著影像變化忽明忽滅，他們看得清楚，卻說不出其中道理。但對我而言，就像一幅寫實畫作。

「這裡有一個骨頭轉移。」我指了指某一個白色區塊，告訴他癌細胞正在此處活躍，它們無疑就是帶給他背痛的元兇，根據判斷，這是從肺部轉移過來的，在另一個影像中，我又將在肺部裡那顆悄聲無息的原罪指給他辨識。

「肺癌？怎麼可能！」他說。接著，他又問：「那我該怎麼辦？」

精神科醫師庫伯勒 - 羅絲（Elisabeth Kubler-Ross）在一九六九年出版《論死亡與臨終（On Death and Dying）》一書，書中將人們面對悲傷或是災難時的情緒轉折分為五個階段，分別是否認、憤怒、討價還價、沮喪與接受，這個過程，被稱作是「哀傷的五個階段（Five Stages of Grief）」。

但眼前的這個科技人，他利用幾秒瞬間就從否認跳往接受，略過中間的其他三個步驟，彷彿對他而言，唯有否認與接受才是起點與終點，其他三個階段不過是踩在其上就可能會墜足湖底的浮萍，與其在載浮載沉中痛苦掙扎，不如直接奮力一躍。

即使這一跳，也不見得就能順利到達彼岸，也可能在中間因為氣力不夠而失足。但無論如何，他選擇勇敢面對，一如在面對工作上的每一個抉擇——在冷靜中找尋最好的。我給科技人安排的治療方式，是屬於補骨針的單株抗體加上標靶藥物，並配合局部放療，直至目前，腫瘤都控制得還不錯。

蛀穿了骨頭的癌細胞

對許多病人而言，肺癌總來得突然，顛覆所想的迎面而來，著實令他們無所適從。一如我的親阿姨，以為因為太常滑手機才會導致肩頸痠痛，又或者科技人以為是健身後傷及筋骨，現實生活中眾多生活形態，讓他們誤以為這些痠與疼，都是可以服用止痛消炎藥物獲得緩解的文明病，對生命長短起不了絕對的影響，只是如感冒般的無傷大雅存在。

骨頭是肺癌眾多轉移中最常見的溫床之一，它的轉移應當顯而易見，卻又常常被視而不見。

那名以粗重活維生的粗壯男人原本也以為，困擾他許久的腰痠背痛，只是因為工作傷害。但這是他的工作，為了家計生活，他不敢奢求有太多的休息，想想已屆五十八歲的自己，再撐個幾年就能享受退休這份人人夢寐以求的長假，在身體還能勞動的時候，他仍然得如社會中大部分的人一樣，為生活勤懇努力。

為了生活與家庭，他甘心，也情願，那些令人不悅的痠疼以及帶來陣陣鑽入骨頭般的刺痛，他願意一忍再忍，直到疼痛感影響到工作，也影響到作息，才勉強抽空就診。

我在黑白的影像中看見熟悉的身影，一般而言，肺癌細胞會在分裂急匆匆向外跑去，找尋另一個可能開拓加盟的地點，但是工人肺部的那顆腫瘤卻一反常態，它在原地逐漸壯大，即使連碰到脊椎也不願就此停止成長，為了爭取持續成長的空間，癌細胞張開充滿獠牙的大嘴，啃食那又硬又堅固的脊椎，簡單講就是直接蛀穿了過去。

「這顆腫瘤已經吃穿蛀蝕了你的肋骨（圖十之一），也影響到脊椎骨了。」他眼底閃過剎然，我多麼想告訴他，我心裡的訝異比他更勝數百倍。

我沒能忍住心裡的聲音，伴著微微驚呼的語氣，脫口問：「這應該會非常的痛，你是怎麼能忍住的？」

他只是羞赧的勾起嘴角，表情中沒有半絲的笑意，充其量只是禮貌性的要給我這個問句一個適當的回應而已。我能理解他的表現何以如此，畢竟被宣判罹癌的消息猶如在心中點燃一顆原子彈。

「你這種狀況是沒有辦法開刀的。」我告訴他，癌細胞不只吃穿了肋骨，順勢也攀過了連在一旁的胸椎骨，即使開刀取出腫瘤，也不見得能挖得乾淨。

圖十之一

病入膏肓

病入膏肓在中文裡，意指疾病嚴重垂危，已無法醫治。文字來自左傳「疾不可為也，在肓之上，膏之下。攻之不可，達之不及，藥不至焉，不可為也。」膏的意思是心尖的肥油，肓則是指橫膈。而臺語的膏肓另指肩背部的穴道，約在背部第四胸椎棘突起下方外側三寸處的穴道。這是現代人很多上背痛的點。圖中一位近六十歲的男性病人，右上背痛已有一年，痛點正是中醫的膏肓之地，電腦斷層影像發現是右上肺葉的肺癌，直接吃穿了肋膜，也快吃斷了肋骨。經過合併化學放射治療，再以手術根除，後來幸運的痊癒了。

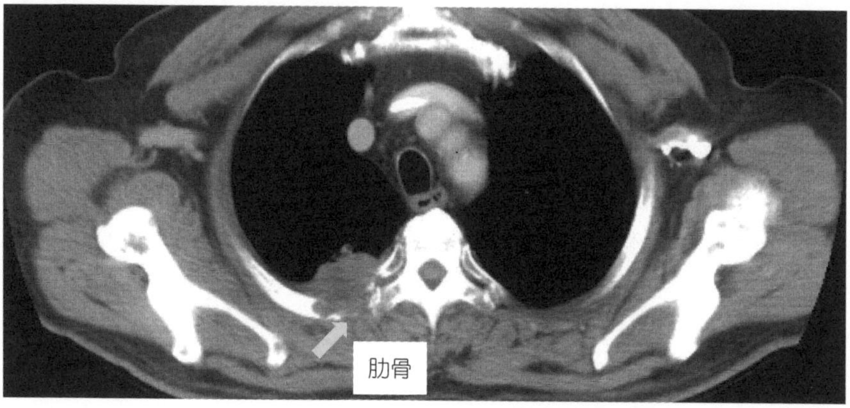

他緊繃的肩膀頹然的放下，嘴唇開始泛白。而我沒讓他在絕望的困境中掙扎太久，很快又說：「即便如此，但我認為在癌症的分期上，你的狀況仍然只算是第三期，還有治療的機會。」

我相信，只要積極處置，都可能有機會能迎來撥雲見日，但我沒將治癒說出口，因為在疾病面前，人類永遠都要學會謙虛，而在高死亡率、高復發率的肺癌面前，更是如此。

病理性骨折的發生

一如我診間裡多數罹患肺癌的病人，面對難熬的療程，工人既積極又配合，以他的狀況，我選擇以化學治療以及放射線治療合併進行，經過一段不算短的時光，那顆碩大的腫瘤逐漸變小，最後幾乎完全無法在檢查影像上一窺身形。

影像告訴我，腫瘤幾近消失，但我仍不放心，畢竟癌細胞只要稍有殘存，就隨時可能復發。我請外科醫師幫忙，除了原發腫瘤外，也將一段肋骨部分移除，並重新評估體內癌細胞存活的狀況。

我們都在等報告出爐，可喜的是，這份等待沒有將他再度打入深淵，我愉快的向他宣告：「你的身體裡面已經沒有半個活著的癌細胞，化療跟放療把它們全都殺乾淨了！」

他揚起爽朗的笑容，向我謝過一次又一次，彷彿我是他的救命恩人。但我何德何能？要感謝，名單太長——那些奮力不懈研發最新治療方式的研究家、先進的醫療設備、第一線護理同仁輪班的呵護與照顧，當然還有他的家人的支持、他自己的堅強，或許也該感謝他的腫瘤，對於化療、放療以及電療的接受度竟如此之高！

我們都以為，這一別之後，他會好好的，殊不知另一場災難已經開始醞釀。

每一次的定期追蹤回診，他總指著那節被取出的第三根肋骨處喊著痛。我告訴他，這稱作是「幻肢痛」，截肢的病人最常產生此症，他們會指著早已不存在之處，直喊著疼。

長達八年的期間，他都一直活在幻肢痛的苦楚中，這種慢性煎熬幾乎就要毀了他的心智。直到有一天他忽然跑回來，一臉憂慮的告訴我：「我昨天突然劇烈的痛了起來，那種痛真的很像……」

他不敢明說，就怕一語成讖。

但我知道他在懷疑什麼，答案很明確，他懷疑腫瘤是否復發？

我替他照了骨頭，沒看見可能會出現的癌細胞，倒是發現第二根肋骨骨折了！而這個位置，並不是一般常見會骨折之處，我也開始有些隱隱擔憂，於是進一步進行切片確認。

好消息從八年前至今始終都在，切片顯示沒有存在癌細胞的可能。當豐厚的風吹來，厚重的雲層就會飄開，我肯定的向他分析突然骨折的緣由，「之前我們針對這裡進行局部放射治療，腫瘤又曾長在這個地方附近，因此這裡的骨頭就特別的脆弱，稍微受力就可能骨折。」

我告訴他，要等此處骨折癒合，可能得等上幾個月至大半年的時間，畢竟曾經被癌細胞啃食過，又做過療程，難免會讓修復能力顯得比正常時候更為疲弱。

雖然身體在痛，但他很明顯的鬆了口氣。至今已經過了五個多月，他的第二根肋骨依舊尚未從骨折中恢復如常，但他每次來診時的心情，明顯好多了。

第11章 骨頭轉移的診斷與治療

她的治療又可以繼續下去了。以務農維生的她呵護著大地萬物，或許也是這份點滴柔情，治療過程可謂一帆風順。起初剛確診的時候，我研判第三代標靶藥物應當能發揮最好的成效，當時健保正在研擬給付條件，尚未全面開放，但就在她要進入療程時，健保開放給付，也讓她得以順利取得最有效但又是最貴的治療藥物，健保還沒給付前，一個月的藥費可不只四十萬呢！

標靶藥物在她體內發揮作用，兩年的療程看似雖長，但成果卻相當的甜美，腫瘤控制得當，她的體力也恢復如常，未來的人生想必會比兩年多上許多。

但意外總是來得突然，在那一重摔之後，為時不久的樂觀差點就要戛然而止。

骨頭掃描的偽陽性反應

藉著梯子攀爬到樹上這個動作，對她來說早已熟能生巧，但那一天不知道怎麼回事，或許是微風作怪，也或許真是重心不穩，這一跌，讓她重摔在地，也跌進了醫院。

檢查一項一項的安排，為求謹慎，我們也替她安排了骨頭掃描，這一檢查，意外的看見星光閃閃。跟著我一起看片子的同事從驚愕中回神後，眼淚噗哧的流下來，她哭得梨花帶淚，只要一張開口，哽咽就會迅速填滿她的喉間，讓她連說話的機會也沒有。因為這個不小心從果樹上重重摔下的人，是她最摯愛的家人。

多年來的臨床歷練造就她銳利而專業的雙眼，對於這些猶如星海羅盤的影像，她可能看過上百張，上千張，在胸腔內科服務二十年，她知道這個影像不是好現象。

對於家人的未來，她能夠想像，卻不敢想像。她看過那些因為骨頭轉移而苦苦在治療中掙扎的病人受了多少罪，何況眼前的影像看起來不只是單點轉移，而是多處轉移，想必治療過程會更加艱辛。

我的反應，倒是冷靜許多，單靠骨頭掃描就下定論，並不切實際，我告訴同仁，骨頭掃描的結果並不能做為判斷的唯一依據，必須配合血液檢查、核磁共振等謹慎評估，倘若真有疑慮，還有另一個更為準確的選擇，那就是切片。

我從影像中找出最像轉移的一處，並進一步做切片檢查。骨頭的切片檢查屬侵入性，非得要做，我會先謹慎評估症狀、外傷、病史，才會考慮進行。切片報告很快就出爐，告訴我們，癌細胞並沒有依存在此。我安下心後，向同仁以及那位憂慮腫瘤又將復發的女主人解釋：「骨頭掃描之所以有那些看起來像轉移的區塊，其實都是發炎的反應，主因是壓迫性骨折。」

大家都鬆了一口氣，這口氣息甜的讓他們不禁輕聲笑出來。肺癌的高復發率就像一頭狼，讓曾被恐嚇過的羊群們，一見草叢有動靜就驚嚇得四處逃竄，但有時候，那也可能只是一陣風聲罷了。

他們的反應很真誠，而對於長年與肺癌病人相處的我而言，更是有著「又拆解了一顆定時炸彈」的輕鬆。幾年前曾有位病人，在積極的治療之後，原發的腫瘤明顯縮小，血液中的癌症指數也大幅的下降，明明是很有效，然而骨頭掃描的影像卻亮得像十月國慶的煙火（圖十一之一）。

看起來令人匪夷所思，但卻不難解碼。我告訴病人，這只是因為被腫瘤吃掉的骨頭正在以極為活躍的姿態重新生長。我在那時候，看見了一模一樣如釋重負的笑容。

用藥的副作用

癌細胞的轉移就好像離家的小孩要找個房子租。冷清清的小房間，硬梆梆的床板，可真是倍感孤獨。當然要找條軟綿綿的墊被鋪著才好住下來。

骨髓的小樑看起來也好像是硬梆梆的，但實際上，骨質是一直在更新，裡面的主角之一，造骨細胞在刺激之下會分泌 RANKL 蛋白質，來和分解骨骼的蝕骨細胞其表面的 RANK 接受器結合，這個結合讓蝕骨細胞變得強大。當癌細胞在骨頭上找到要生根的溫床時，便引誘蝕骨細胞加速溶蝕骨骼，再分泌一些基質，像極了在硬床板上鋪了一層舒服的墊被。而骨骼在它的啃食之下，漸漸流失並遭受破壞，如同蛀牙菌在強健的牙齒上作

圖十一之一

虛驚一場

核子醫學的骨頭掃描是用來檢查有沒有骨轉移的利器，非常敏感，但也常常造成一場虛驚，甚至於導致健保藥物申請受到延遲。圖中顯示一位病患在接受第一線化學治療及第二線標靶治療時，前三個月都有很好的效果（上排圓圈內的腫瘤明顯縮小）。但如下排所見，骨頭掃描在三個月時（藍色箭號），卻像是疾病惡化一般，到六個月才逐漸「冷卻」下來。

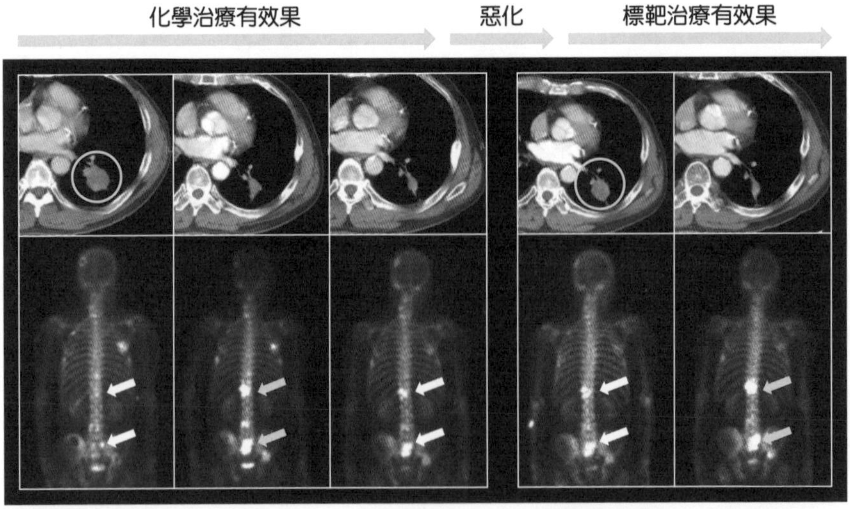

開始化學治療　三個月　六個月　換標靶治療　三個月

祟，留下一道又一道不完整的疤痕。

至為嚴重者，其鈣離子會逐漸被溶解出來，形成最令人頭痛的「高血鈣」難題。嚴重的脫水，讓高血鈣病人身型看起像是在豔日下被抽乾水分的氣球，既乾又癟，除了給予降血鈣用藥，同時也得補充足夠水分以力求維持良好的生活品質。

我得坦言，高血鈣的治癒率並不好，根據研究報告，從發現高血鈣到病人不幸離去，平均只有短短的四十五天，即使治療方式偶有突破，最多也不過增加數個月的時間，如此的倍數成長並沒有帶來足以令人寬心的結局。

但身處第一線，我們沒有棄械投降的選項，深入敵營並奮戰到底是我們被授與的任務，同時也期待能有撥雲見日的可能，讓結局是令人欣慰的。而面對高血鈣，短暫的降血鈣用藥與補足水分有時是杯水車薪，癌症治療仍是我們第一要務。

為了抑制蝕骨細胞的作用，我們大多會使用雙磷酸鹽類藥品或是所謂的單株抗體保骨針，如癌骨瓦。其中，雙磷酸鹽類藥品大多用來做為骨質疏鬆症的預防與治療，對於減少骨質流失能發揮一定的作用，對於骨頭轉移、或是高血鈣也能提供良效；而保骨針屬健保給付藥物，其中的單株抗體能有效抑止骨頭被破壞，對於骨頭轉移的病人而言，每個月只要施打一次，藥效就足以支撐，不僅方便，也能免於往返奔波。

但無論是雙磷酸鹽類藥品或是單株抗體保骨針，都擁有機率低卻難以預測的副作用，亦即產生顎骨壞死的可能，導致口腔腫脹疼痛、牙齒鬆動，齒槽骨還有可能化膿，也因為如此，倘若在施藥期間必須得臨時進行拔牙手術，傷口就不容易恢復。

因此在進行此類治療之前，我們會先提醒病人先進行口腔檢查，如果評估有拔牙的需求，至少得提前三週至一個月的時間。

把握二十四小時的黃金期

她來到胸腔內科純屬意外。因為背部疼痛，且開始有手麻、腳麻的症狀，於是她起了個早，掛了骨科。骨科醫師替她做更進一步的檢查，赫然發現在她的脊椎處有因肺癌而產生的骨頭轉移的現象。

於是，她就這麼坐進了我的診間。

「痛，是來自骨頭轉移，而手麻腳麻的症狀，則是因為腫瘤壓迫到神經。」我告訴她，轉移的位置要執行手術將會是場硬戰，成效沒有人能敢給予正面的保證，能保證的是，復原期將會相當漫長。於是我開口建議：「現在我們先進行疼痛控制，再加上幾天類固醇消腫，讓你生活可以輕鬆一些，後續局部放射治療還可以加強控制的效果，但是頸部需要一些保護才行。」

七十歲的她在聽到骨頭轉移的時候，掩不住臉上的愴然失措，對她而言，這段漫長的人生其實才一眨眼的時間，感覺上什麼事情都完成了，但實際上也才正要開始，無論是迎接家族新生命，或是即將邁入老年這件事情。

我感覺到她的恐懼，耐心勸慰著如今醫療的進步帶來許多顯而易見且有效的醫治方法，「其中一項，就是利用次世代基因定序檢驗找出致癌基因，並對症下藥。」

她微微鬆了一口氣，瞭解事態還沒有進展到無可收拾的地步。也幸好有來自全家的溫馨支持，她很快就同意進行次世代基因定序，即使這需要額外支付一些費用，我們已準備好要直球對決了。「除了費用之外，還需要時間。」我說，檢驗結果出爐最快要七天，慢則要十四天，沒有捷徑，唯有耐心等待，小心保護。

之於已經卸下工作與大部分家務的她而言，時間理應很多，但在腫瘤持刀要脅吆喝之下，她突然感覺很短。這七到十四天，不只她覺得漫長，之於醫師的角色而言，更是提心吊膽，因為過程中隨時可能突發緊急狀況。

「怕就怕腫瘤在這段時間突然腫大、出血或是生長的角度偏離，那麼就不只是手麻、腳麻而已了。」對此，我嚴肅看待，「有可能會壓迫到脊髓神經，導致下半身癱瘓，大小便也會失禁。」

恐懼在她的眼底逐漸堆高，那又深又黑的瞳孔放得很大。

「只要把握黃金二十四小時，趕緊手術去除腫塊，就不會有問題。」我叮嚀她，只要有下半身動彈不得或某一肢體沒力的情況，無論週末假日，務必掛急診就醫。為了讓氣氛稍微緩和，我說以往也曾遇過一名病人，從事發到就醫，整整過了七十二小時，「他復健很長一段時間，結果半年之後，他竟然拄著拐杖走進來，嚇了我一跳，因為他之前都是要坐輪椅的。」

她的嘴角微微上揚，雖然有些勉強，但還是發出了一聲笑。

就在基因檢測報告即將出爐的前兩天，她下半身突然動彈不得，她記起我說的話，趕緊請家人帶她掛急診，順利的在二十四小時內，將因為腫瘤急速擴增而導致出血的血塊移除，這才保全了她的下半身，也才有爾後，尋得標靶藥物治療的美好結局。

骨頭轉移是肺癌轉移中最為常見的轉移，同樣的，需要費心之處也尤其多。無論是診斷或是治療，每一步，我們都得走得相當謹慎。

第12章
腦部轉移

我都說這是一個最易守難攻之處，它的城牆既堅硬又穩固，而它的城池則以平靜無瀾的方式克盡守護之責。理論上而言，癌細胞要攻入腦部，並不是那麼容易。但在肺癌轉移的案例上，腦部轉移的人數絕不是如你想像的少，一如那位擅長做紹興蛋的志工，腦部就被癌細胞攻破兩次。

過鹹的紹興蛋

第一次是她對癌症不夠戒慎虔誠。許早之前，在一次例行的團體健康檢查時，她就被發現有一顆肺部腫瘤。在影像上，那顆腫瘤的形狀顯示並不樂觀，雖然尺寸不大，但以肺癌容易往外跑的特性，即使只有一兩公分，也足以令人提心吊膽。

健檢中心請她到專科門診作進一步的檢查，但她始終沒有答理，我們無從得知她是因為恐懼而逃避，抑或是毫不在意。

我們萬萬沒想到的是，她會是以最糟的狀況到醫院來。

她的家人告訴我們，幾乎是在沒有任何徵兆的情況下，她就突然陷入昏迷，嚇得他們趕緊將她送醫。從轉送醫院保留她的健檢資料裡，我們很快就知道檢查方向該從何處開始進行。

檢查的結果讓我們都陷入了沉默。要打破沉默很難，但總得有人開口，於是我神色凝重的告訴她的家人，她體內的腫瘤已經不只一處，指著那張腦部影像，我說：「這裡還多了一顆。看來肺癌已經轉移到腦部了。」

他們臉上的訝異神情逐漸轉為心碎的顏色，腦部腫瘤給他們的打擊太過強而有力。但之於身為主治醫師的我而言，不能任由情緒將我淹沒，我該做的，是替她找尋最佳的治療方式。

在她的同意以及家屬的配合之下，我們開始並肩作戰，由於兩顆腫瘤都不大，也沒有其他的要脅存在，因此我明確地建議肺部與腦部都進行切除手術，手術的進行相當順利，在腫瘤切除之後，她的身體狀況逐步穩定，也漸漸邁向康復。

她時常笑著說，這是救命之恩，因此每次在回診的時候，總會帶來一大盒親手製作的紹興蛋，混著紹興酒味的雞蛋鹹甜合宜，滑嫩可口，每回一帶來，都獲得醫療團隊的熱烈歡迎，當我結束門診時再靠過去，盒子裡的蛋幾乎都是一顆不剩。

有紹興蛋吃的日子，接連持續幾年，雖然我能吃到的次數並不多，但能吃上個幾回，早已心存滿足。而她血液檢查中的癌症指數則像一池沒有風經過的春水，平靜無波，肺部X光檢查也沒有任何可疑的蹤跡。一天，又到了她定期回診的日子，她一如往常的帶來一盒紹興蛋，這盒蛋也一如往常的先被同仁捧回辦公室，我心裡惋惜的想，看來今天我又是那個吃不到蛋的可憐人了。

但我錯了。當目送最後一位病人走出診間外後，漫長的門診終於結束，我信步走回辦公室，帶著沒有任何期待走向那一個熟悉的盒子，意外的發現，裡頭竟然還有紹興蛋，數量還不只一顆！

我開心的取來餐具，打算坐下來好好品嚐一番，盤算著若是多吃一顆，應該也是可以。但我只吃了一口，這一口破解了何以今日的蛋剩下那麼多，因為實在是太鹹了。

這是她的拿手好菜，一來品質不可能過度極端，即使有失手的可能，以她樸實多禮的個性，也肯定不會將如此鹹得難以再咬下第二口的成品送給我們。擱下筷子，我的心開始快速的跳動，腦中閃過千迴百轉的各種可能。

我請來同仁，麻煩他替我做兩件事，一是緊急安排電腦斷層的檢查時間，再來就是打電話給志工，請她趕緊回到醫院進行檢查。肺部安然無恙，但她的頭部真如我所料的有了復發的跡象，正因為如此，才會導致她意識不清，因此才做出了這盒因為過鹹而滯銷的紹興蛋。

這一次，我們不再執行手術，反之利用放射治療、化學治療以及標靶治療將腫瘤控制下來，每回治療時去看她，為了緩和氣氛，我總笑著告訴她：「你看，做紹興蛋給我們吃是有好處的，因為這些紹興蛋，才能及早發現腫瘤復發。」

她露出溫煦的笑容，除了不斷道謝，等到病程一切穩定，又開始送來美味可口的紹興蛋。

難解難纏的腦膜轉移

腦部的轉移可能會發生在不同的地方，倘若發生在大腦，病人可能會像中風一樣突然失去氣力；若轉移到小腦處，則會天旋地轉的站不穩腳步；若轉移至掌管著自主呼吸與心跳的腦幹，嚴重者會陷入昏迷。在我的病人中，雖然並不常見，但也曾有人轉移至腦下垂體，導致尿崩症的。

其中，最難纏的就是腦膜轉移，在腦膜的蜘蛛膜與軟腦膜之間，腦脊髓液在其中生成，當癌細胞侵入腦膜後，就會在腦脊髓液遊走，多數脊椎神經都泡在其中，無疑就是浸泡在滿是癌細胞的泳池內，許多功能開始因此深受侵害而喪失，病程發展極為快速，第一週病人的狀況依舊安康，第二週便會開始恍神，到了第三週就會開始文不對題、說話不清甚至進入到昏睡階段，因此腦膜轉移無疑也是腦部轉移的各種可能中，惡化速度最快的一種。

我還記得那個勇敢的男人，他在面臨復發時，癌細胞在腦膜轉移的前哨站伺機而動，流連在蜘蛛膜，正想方設法要破門而入。

在此之前，肺癌在十幾年前就找上他，當時的治療方式並不多元，以他的狀況，僅有化療一途，但他的身體很爭氣，化療在他的體內發揮千軍萬馬的氣勢，橫掃癌細胞，腫瘤逐漸縮小，長年的咳嗽也終於鬆開那雙緊握的手，還給他一個暢快的呼吸道。

經過十幾年的時間，他開始適應癌症離去後的新身體，雖然歲月帶來的自然老化，讓他陸續做過不少治療，例如白內障手術、糖尿病控制等，雖然毛病不少，但至少生命沒有遭受太大的威脅。

直到他的視力開始模糊。

起初他以為會是糖尿病帶來的視網膜病變，於是尋求眼科的治療，但眼科醫師在縝密檢查之後，卻告訴他一個他想都沒想過的答案，「你必須要立刻轉診，因為你的視力模糊不是因為糖尿病，而是眼底長了一顆腫瘤。」

於是他又回到我這邊來，因為那顆眼底腫瘤是肺癌的腦部轉移，位置就在蜘蛛膜，只要時間再耽擱得久一點，癌細胞就會侵蝕得更深，一路挺進腦膜，那麼事態就更不樂觀了。

黃斑部區塊的持續水腫幾乎要奪走他左眼全部的視力，短短不到三個月內，他左眼視力從模糊幾近完全失明，我們所擁有的時間相當緊迫，然而距離今日的十年以前，治療方法沒有太多的推陳出新。就著他眼底的影像，我幾乎要想破腦袋，我該如何遏止癌細胞的前進？又該如何拯救他即將失明的左眼？

看著他的黃斑部位的水腫，我想起了糖尿病黃斑部水腫的治療方法！

「或許我們可以試試看注射抗血管新生的藥物。」我告訴他，一般施打抗血管新生藥物對於黃斑部水腫特別有效，「文獻上也曾有過像你這樣的癌轉移，利用施打抗血管新生藥物來控制的成功案例。」

他點點頭，鼓勵我繼續講下去，我說注射方式想來可能覺得可怕——利用極為細緻的針頭，直接從眼球處將藥物施打進去。

他眨了眨眼，彷彿現在已經有人在他的眼球上打針，我很擔心他會因為恐懼拒絕，所幸他也認知到這是唯一途徑，別無它法，因此最後接受了我的建議。

他打了一針，又接著一針，挺過三次的眼球注射恐懼之後，他的左眼恢復昔日的明亮清晰。

只可惜在抗癌路上，我只成功的拯救他的左眼，給了他人生最後一程一段清晰無礙的生活品質，最後癌細胞仍然找到方法進入腦膜，他也毫不意外的順著病程進展，從恍神、意識不清，最後在昏迷中平靜地離開這個世界。

第13章 癌細胞的一方沃土

老先生之所以會發現左肺的那顆腫瘤，全然是一場意外。

像他這樣意外發現肺癌的人並不少，尤其在大林慈濟醫院，這裡的肺癌病人幾乎有一半以上，就像老先生一樣的年紀，約莫七十歲上下，由於健康檢查觀念薄弱，大多都是因為身體出現病痛症狀才前來就醫，也曾有車禍傷患因為急診就醫而發現肺癌。

多數因此而來就醫的病人，都已經有轉移的現象。但老是先生的轉移，很不一般。

轉了彎的診斷

他指了指腹部，說這裡很痛，痛到難以安寢。那是骨盆的位置，透過醫學影像的精準分析，我能理解他的疼痛是從何而來，又是如何的椎心刺骨，因為癌細胞已經大舉入侵此處，有許多地方被大口啃咬，甚至還被鑿穿了洞。

這是標準的骨頭轉移。

再看看肺部的腫瘤型態，我很遺憾的承認，這是鱗狀上皮細胞肺癌。鱗狀上皮細胞肺癌不容易被發現，但也較慢才轉移，可是若有轉移的症狀，大多都已經是晚期中的晚期，預後極差。藥物效果不佳，也沒有標靶藥物可以使用。

他開口問著，病情嚴重嗎？是哪一個期別？他的表情告訴我，希望我能給他一點樂觀的想像。但我沒有即時的回覆他，因為在心裡成形的診斷不會是他樂於聽見的。

如果要分期別，這會是第四期。治療方法或許該先進行化療，頂多配合局部放療，如果效果都不如人意，那麼走往安寧之路，與家人無憾道別，或許能讓他在人生的最後一哩路，身體不那麼痛，心裡也不那麼苦。

診斷已經在我的腦海中如捲棉花糖般不斷的聚焦、成型，此時我理應率先打破空間裡的靜默與沉悶，但是拍攝骨盆的斷層影像卻讓我即將脫口而出的診斷言語，在剎那間止住，猶如即將洩洪的水被柵門硬生生的斬斷。

影像不對勁。

我將視線往被癌細胞肆虐的骨盆向下移，發現攝護腺異常的肥大，即使不是該科的專科醫師，我也能看出疾病已經在此盤據。於是，一個念頭閃進我的腦中，「會不會其實是攝護腺癌所造成的骨頭轉移，而非肺癌的骨頭轉移呢？」

我請他先去進行骨頭切片，從中找尋答案。而我心中，期待答案能順應我的想像，倘若是如此，那麼僅需使用賀爾蒙治療，就能將腫瘤控制得宜，也能大幅的降低疼痛感，安寧緩和醫療絕對不會是眼前的第一選擇。

或許是上天垂憐，骨頭化驗結果出爐，證實我的所想。

他開始進行攝護腺癌的治療，控制的進程相當順遂，我認為，既是如此，那麼肺部的那顆小腫瘤或許就有機會能直接切除，以絕後患。

手術後，我告訴他的家人，肺部腫瘤並未擴散，手術過程一切順利，腫瘤也拿得乾乾淨淨。他的家人鬆了一口氣，連日來奔波醫院的疲倦面容裡，也終於有了些許的光彩，而此時，我願意再多說幾句話，增添他們面對未來療程的勇氣。

「原本我認為可能是第四期，結果來了這麼一個轉折。」我揚起笑容，繼續說：「他的肺癌確定是屬於早期，日後持續追蹤即可。」

他因為骨盆劇痛而來求診是在二〇一七年，多年來不僅肺癌沒有復發的跡象，攝護腺癌也控制得很好，除了持續用藥、回醫院追蹤，他幾乎是恢復了往常的生活。

但平穩日子才過三年，在一次回診追蹤時，他說最近胃口不好，腹部總是脹脹的。這句話讓我留了神，最後在檢查的影像中，我替他的肺部依舊沒有腫瘤復發的跡象感到安心，但另一方面，卻在他的肝臟發現一顆顯而易見的腫瘤。

看著那顆腫瘤，我的心不斷的向下沉，專業知識不斷的敲擊我的腦門，反覆提醒著我，攝護腺癌不太會有如此的轉移，「難不成真的是肺部轉移過去的？」

肺癌的肝轉移案例不少，但也是所有可能轉移中最棘手的轉移地點。肝臟就像一個身兼多職的萬能高手，肩負的職責太多，不只有解毒的功能，同時也是合成人體所需的醣類、脂肪以及蛋白質之處，對癌細胞而言，它無疑也是一處滿是生長因子的沃土，即使已經即將垂垂死去的癌細胞，都可能在此其中獲得充沛的體力；另一方面，也因為肝臟所肩負的重責大任，癌細胞在此生長就可能影響人體營養的吸收轉換，造成在亟需體力與營養的治療過程，變得更加不易。

又再一次，我靜下心來反覆思考，如果真的是肺癌所造成的肝轉移，那麼最好的狀況會是什麼？自然是期待能從基因檢驗中找到他的致癌基因，如果正巧是 **EGFR** 或是 **ALK** 這兩個基因突變，那麼他的未來人生就能再延續長久一些，因為這兩個基因突變有其可供治療的標靶藥物！

但倘若不是呢？如果他不是那個萬中選一的人呢？如果這一次命運決定將他拋在腦後呢？

那麼，我或許可以使用抗血管新生的藥物，這類藥物對肝臟轉移的效果尤其好，有一定的機率可以見證奇蹟。

我反覆確定檢查的影像，幾乎無法再從中找尋可容辯駁的疑點，要如同三年前那般幸運，是否太過困難？於是我在將視線轉移到他的病歷上，三年來的訊息量很多，但重點在我眼前微微發光。

他有C型肝炎！

「或許不是肺癌的肝轉移，而是原發性的肝癌也不一定啊！」我興奮的在心裡對自己說著。在臺灣，罹患B型肝炎與C型肝炎的病人並不少，連帶罹患肝癌的比例相對較高，大多發現肝癌的病人，不見得會進行切片確認是否為原發性肝癌，只因大部分都是。

但他的狀況並不一般，他曾被肺癌侵入體內，即使腫瘤切除多年，要再復發似乎也不無可能，如果以此為基礎，那麼肝轉移的機率就有可能被實踐。我必須請他再度接受切片檢查，因為得確定究竟是肺癌的肝轉移，亦或是原發性肝癌。

人的一生中可以擁有多少的好運氣？我並不清楚，但在他身上，我一次又一次見證了命運的安排竟能如此巧妙。

切片結果顯示，他肝臟的腫瘤是原發性肝癌，而非是由肺癌所產生的轉移。緊接而來的療程，是局部切除加上電療，過不了太久，他又回到了日常的生活軌道，彷彿體內那些不同器官的癌症都只是臨時有禮的房客，之於他的生活不會產生太多的干擾。

第14章 入侵腎上腺

對癌細胞而言，他的身體就像一本好書，一開始就讓人愛不釋卷。短短七年多來，不停的變換身分想要接近他，以極盡痴迷的讀者身分緊緊糾纏，而醫療團隊沒讓他失望，將保全一職盡量做得盡善盡美，一次次的將癌細胞給驅逐出境。

如此被癌細胞反覆打擾的日子，一下就過了十年，他已經七十歲了，我們都認為他禁不起再一次的打擾，幸運的是，最近一次癌細胞找上門來，姿態有禮溫馴，至少對我們而言，足以堪稱親切。

轉化變身為小細胞癌

老先生是在過六十大壽後幾年才發現他體內存有癌症，是肺腺癌。起初腫瘤對標靶藥物又懼又怕，病況很快就控制下來。但日子久了，癌細胞也漸漸摸透標靶藥物的戰術，它們開始奮力不懈的抵抗，並在持續對戰中壯大自己。

抗藥性的產生，幾乎要摧毀所有人的士氣，尤其是老先生以及他的家人。面對抗藥性，身為醫師的我除了無奈，也提醒自己不能被低落的心情奪去理性判斷，我告訴他也告訴自己，比起過往，現今的醫學針對肺癌有更多的武器與戰術，才一次的抗藥性就要團隊與主人投降，還早得很。

我們重新檢查，並再一次切片，因為標靶藥物產生的抗藥性，可能來自其他基因突變，但也可能是因為另一個讓人必得更嚴峻看待的原因……檢查結果顯示，是我們最不樂見的後者，他的肺腺癌已經轉型成小細胞癌！

肺癌種類多，最簡單可分為小細胞癌與非小細胞癌，其中非小細胞癌最為常見，約佔肺癌總數八成至九成，例如肺腺癌、鱗狀上皮細胞肺癌、大細胞癌都屬於此類；而小細胞癌雖然只佔一成甚或更低的比例，但比起非小細胞癌，它生長的速度更快，一個月可以大一倍，也會迅速的從淋巴或是血液蔓延至其他器官或是組織。

有極少數的肺腺癌病人會在標靶治療後轉型成小細胞癌，但並不常見，老先生就這麼遇上了。

如果可以選擇，我實在不想在他同時得面對標靶藥物產生抗藥性、肺腺癌轉形成小細胞癌的此刻，告訴他小細胞癌的治癒效果，就怕會讓他已經搖搖欲墜的心變得更為破碎。因為即使經過治療，小細胞癌的預後情形也比非小細胞癌差。

惡化快、容易轉移，也容易復發，加上過去二十年對於小細胞癌的治療幾乎毫無振奮人心的進展，因此病人平均五年的存活率只有六％，甚至低於死亡率極高的癌王——胰臟癌，胰臟癌平均五年的存活率還有九％。

相比之下，小細胞癌才是真正的癌中之王。

最後我選擇挑重點告知，可怕的死亡率幾乎不談，畢竟機率之於命運，仍屈之於下，許多時候，幸運若選擇到來，就會扮演恰如其分的角色。

小細胞癌最可靠的療程，非化療莫屬。於是幾乎沒有太多其他能令人搖擺的考量，我們決定讓老先生即刻進行化學治療的療程，並且期待化療能替他的病情帶來可貴的希望。只可惜，幸運在此刻依舊選擇隱身，老先生在打了一劑化療之後，腎功能就急速驟降！

我們被迫暫停化療，並且另尋良方，然而無奈的是，小細胞癌的治療選擇並不多，化療之外，也只剩下放射線治療了。在別無選擇之下，我們進行局部的放射線治療，謝天謝地的是，這一次太陽終於露臉，指引幸運來到他的身邊，甚至還帶來豐厚的禮物。

「小細胞癌這部分的癌細胞，幾乎都死絕了。」我的笑容給了他難得的信心，我告訴他，原本肺腺癌的抗藥，如今也不攻自破，標靶治療可以再次啟動。

聽了我的話，他也跟著笑了，笑容裡雖然仍有陰霾，但至少這一回還多了溫煦的陽光。

多為良性的腎上腺腫瘤

有好長的一段時間，標靶藥物持續壓制了他體內的癌細胞，給了他一段風平浪靜的人生，直到轉移再度找上他，也才將苦惱抛回給我們。

轉移，是癌症治療的過程中最不樂見的字眼之一，就像是在陰雨籠罩的漫長營隊裡，一位不受歡迎的教官帶著鞭子四處遊走、處處挑剔。但這一次我們沒有在陰雨綿綿下度過冗長無助的歲月，只因轉移之處是在腎上腺，是所有肺癌轉移中較樂觀的局面。

即將要度過七十歲生日的他，臉上的紋路顯然比前幾年我們初相識的時候來得深，也來得多，但臉上的陰鬱早已隨著療程進展順遂，逐漸發出明亮的光芒。這一次再聽到轉移，我看見了烏雲在他的臉上重新聚攏，想必他的心裡早已颳起了風，並響起雷聲。

我得將話再說得快一點，趁他內心的陡然大雨尚未落下之前，還給他一身清爽，「腎上腺腫瘤有比較大的機會是良性的，若是單一顆因肺癌而轉移所造成，局部處理的效果還不錯。」

透過他的表情以及明顯因為鬆一口氣而鬆下的肩膀，我知道這番話成功的達到效果，緊接著我就可以順著自己原本說話的節奏，跟他解釋更多。

肺癌的眾多轉移之處，腎上腺是其一，然而仍得經過確認才能斷定，有時候腎上腺的腫瘤也可能是原發性的良性腫瘤。但老先生腎上腺的腫瘤很明確，是由肺癌轉移過去的沒有錯。

若確認是單一腫瘤，我認為直接手術切除是最一勞永逸之法。

「我們人體有兩個腎上腺，單邊切除，並不會影響功能。」我告訴他，腎上腺的功能必須要高達九成盡失，才會有腎上腺素不足的問題。

即使一確診就是第四期，過程中挑戰不斷，但如今也緩緩走過數千個日子。經過這些年的相處，與每一回面對敵軍來襲時都能一次次取下勝仗，信任已經在我倆心中築起一座堅不可摧的大橋，老先生對於我的提議，自然是毫無疑問的全盤接受，放心的將他的身體全權交到我的手中。

手術依約進行，躺在手術房的他已經因為麻醉而陷入昏迷，感覺不到手術室裡為了讓機器順利運轉而調低的空調溫度有多冷，也感受不到在他身體上方的燈具有多麼明亮刺眼。

他就這麼安安靜靜的躺著，等著一邊的腎上腺被取出身體，連同腫瘤一起，永遠的遠離他。然後，安心的度過他即將迎來的七十歲生日。

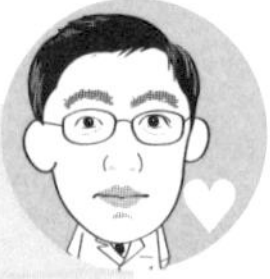

賴醫師小叮嚀

我們得將肺癌當作是一個全身性的病，以目前的醫療來講，一次性解決就永遠根治的肺癌只佔少數。一部分早期的肺癌在手術完幾年後，可能產生第二、三個肺癌；一部分以為是早期，但其實是早就「離家出走」的肺癌，會在術後幾年復發在轉移部位；更多的是在被我們發現時，腫瘤早已遠處轉移，明目張膽的開了連鎖店，甚至於有時候是分店先被發現的，這種肺癌，是我們的頭號敵人。肺癌最常見的轉移部位有五個地方，包括腦部、肺部、骨骼、肝臟跟腎上腺，所以有時候病人未必是因為呼吸道症狀來看診，有的忽然像中風，有的只是背痛等，讀者可能有印象，每幾個月就會見到新聞報導，有人因為背痛幾個月不以為意，發現肺癌時已第四期，確實是駭人聽聞，但這樣的病人即使是一開始背痛就看診也是來不及的，醫師發新聞其實是好意希望病人不要延誤，可是也常帶來負面的恐慌，有些症狀特異性不是那麼高，例如咳嗽、胸骨、肩頸或背部疼痛等，仔細觀察變化更為重要。有些轉移部位是較末期的警訊，如腦膜、腸道或皮膚軟組織的轉移，可能存活的時間不到兩個月！不少病人聽到第四期就放棄了，其實這是錯誤的，目前已經有許多不同的方式來治療第四期的肺癌，不但可以控制腫瘤，延長生命，而且能改善生活品質，請病友們一定要堅強起來。

第三部 隨病授藥

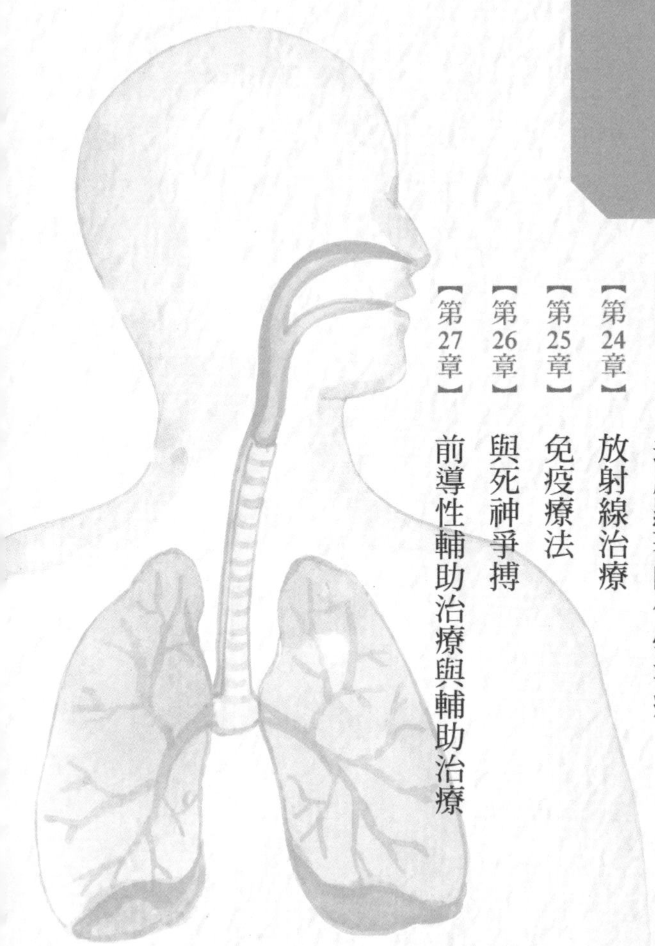

第15章

解鎖致癌基因（驅動基因）

從學校畢業後，我進入到臺北榮民總醫院接受訓練。當時臺灣絕大多數的肺癌病人都在臺北榮總就醫，病例數之多，一年就超過有八、九百人，是當時臺大醫院一年總和約四百人的兩倍之多。

不可否認，那是因為我們所服務的主要對象——老榮民多有抽菸的習慣。在那裡，我看到各式各樣肺癌病人的病徵表現，也看見近乎八成的病人拒絕治療的決心。

治療所要承擔的副作用猶如狂風驟雨，委實太苦，既沒有生活品質，所能延長的壽命也不足以令人安慰，主動提出放棄治療的人太多，而受限於治療方式沒有太多推陳出新的我們也只能勉強同意。

然而直至二〇二二年的今日，確診肺癌之後說要放棄的人已經少之又少，人數幾乎不到一成。原因一如雨刷用力刮過的擋風玻璃，是那麼的清晰分明——治療方法愈來愈多元可靠，控制副作用的藥物也加強進步，讓治療過程變得更為舒適。而治療後所帶來的生活品質與壽命，比起過往之前實在是好上太多了。

基因檢測找出致癌基因

眾多治療新法中，透過基因檢驗找出肺癌突變基因，並且以標靶藥物對症下藥，是近年來最震撼人心的發現，如果沒有基因檢驗，沒有標靶藥物，我的許多病人可能在確診之後不久就長眠地底。

就像那個因為腎功能不好而難以進行治療的老伯，在來到大林慈濟醫院之前，他幾乎已經被宣告藥石罔效了。正因為他的腎功能極差，雖然還不到洗腎的地步，但功能僅剩三分之一不到，能夠使用的化療藥物變得相當有限，即使勉強能找到較為溫和的藥物，效果也不好，前一間就診醫院告訴他們，必須要有心理準備了。

老伯的兒子不願放棄，於是在幾番詢問之下，最後來到我這裡。當他們走進門時，老伯的步履艱辛，痛得幾乎挺不直腰。兒子憐憫的看了老父親一眼，告訴我說，老伯夜裡要入睡，也很難如往常一般的躺下，因為只要稍一移動到壓迫性骨折的位置，就會痛得錐心刺骨。

面對他的骨折，我除了給予止痛藥物並會診了骨科專家之外，幾乎無能為力，於是我專注在肺癌的治療上，看著他帶來的病歷，我不得不坦承，這是一位相當棘手的病人，即使轉診單上寫著他只有第三期，畢竟他能使用的化療種類太少，先前醫師已經盡力，無奈能用上的化療最後通通宣告失敗。

「既然化療行不通，你們在先前的醫院有做過基因檢測嗎？」我問。

老伯痛得連話都說不出來，問診時大多都是由兒子代替回答，「有，前一家醫院驗了三種基因，可是找不到致癌突變。」

自西元兩千年人類基因解碼之後，醫學界就開始引頸期盼，或許哪一天，就能針對特定的基因突變量身打造治療配方；這一天，我們沒有等太久，近二十年來，隨著基因定序方法愈來愈進步，潘朵拉盒子中的神秘密碼被一一解鎖，人們不僅能找出部分的致癌基因（也叫做驅動基因，driver gene），同時也研發出大部分的相對應的治癌藥物，即是大家所俗稱的標靶藥物，標靶藥物可以針對癌細胞特定突變的蛋白質與傳導的生長訊息進行阻斷，推著癌細胞走向死亡。

我在心裡暗自盤算，肺癌的致癌基因找尋從未間斷，幾乎每隔一段時間就會有新的發現，至今發現而且有藥物可治療的已達兩位數；加上檢測儀器愈來愈精密，次世代基因定序的出現也讓能夠檢驗的基因變得更多，要論放棄，真的還太早。

過往基因檢測較常使用單基因檢測方式，現在的次世代基因定序檢測，可以依照需求檢測數十個至數百個基因，但不可諱言，價格自然也十分昂貴。

「有可能以前他的致癌基因還沒被發現，也可能以前的檢測方法驗不到，或許我們可以試著再來做一次，用次世代基因定序。」我的提議僅供參考，畢竟基因檢測是自費項目，如果他們拒絕我，我一定也會二話不說另尋他法，即使機會渺茫，但這是職責所在。

他兒子幾乎想也沒想就同意了，之於他而言，若能讓老父親有機會減輕痛苦，才是他眾多考量中的榜首。

少見的 MET 致癌基因

緊接而來的，是一連串的困難。

基因檢測方式有兩種，一是直接切片取得腫瘤的檢體，第二種方式則是透過血液分析，然而組織切片的準確度要比血液檢驗來得高多了。但面對這樣一個背痛到連躺下來都有困難的病人，我們該如何讓他躺下來並取得切片呢？過程中，我們嘗試過兩次，但都因為他無法承受躺下後的疼痛而臨時喊了暫停。

已經退無可退了，我們僅剩的方法有兩種，一是向之前就診醫院取得當初作基因檢測的殘存檢體，只可惜對方回覆檢體已經使用完了，於是我們不得不使用第二種方法——施打鎮靜麻醉，讓他暫歇一會兒。

取得珍貴的檢體後，我們即刻展開檢測作業，過程需要七至十四天的時間，這些日子裡，眾人都只能耐心等待，我能給老伯的，也只有加強止痛的藥物，期望疼痛的緩解可以為他升起更強烈的求生意志。

檢測報告出爐，帶來一個好消息，也有一個壞消息。

評估了好一會兒，我打算從壞消息講起，「其實背痛不是因為壓迫性骨折，是骨頭轉移，因為癌細胞的侵蝕，所以才會塌掉，讓它看起來像是壓迫性骨折。所以以肺癌的分期來看，不是第三期，應該是第四期。」

幾句話，已經讓他們的心沉入看不見希望的谷底。但緊接著我要給他們的，是一個發著光的浮木。

看著檢驗報告上面的文字，我的一顆心難以克制的興奮，向他們宣告的語氣，比起平時的冷靜，多了一點雀躍，「但是我們找到了致癌基因！是一個非常少見的致癌基因，叫做 MET（圖十五之一）。這很少見，你們大概是全臺最早被發現的案例之一。」

我還想告訴他們，要是再早個一兩年，MET 這個致癌基因甚至也還沒被發現，他們是何其的幸運。只是他們依舊疲軟不振的面容，讓我暫時止住了話。

他們沒攀上發著光的浮木，反之認為它一定不足以支撐他們的重量，愁苦的說：「非常少見，那麼肯定沒有標靶藥物……」

「理論上來說是這樣沒錯，這個致癌基因還沒有藥物上市。」在他們微微低頭的失望中，我給了他們另一個藥物名稱，適應的是另一種較為常見的致癌基因 **ALK**，「這個藥，其實也可以用來對付你父親的致癌基因。」

圖十五之一

正中紅心

標靶治療已經是晚期肺癌的主要治療。顧名思義，必須先有靶，才射標。這個靶，就是致癌基因。可治療的致癌基因的種類，仍繼續擴增當中，不同致癌基因，會有不同的標靶藥物。有的致癌基因較罕見，必須依靠次世代基因定序的方法才能驗出。但是一旦找出來，有效的機會與時間都比傳統化學治療好，且副作用也較少。圖中的這位老先生，本身就有慢性腎臟病，根本無法使用化學治療。幸運的找到 MET 致癌基因，讀者可以看到腫瘤（箭號）經過一星期的標靶治療，幾乎消失到快全部不見。

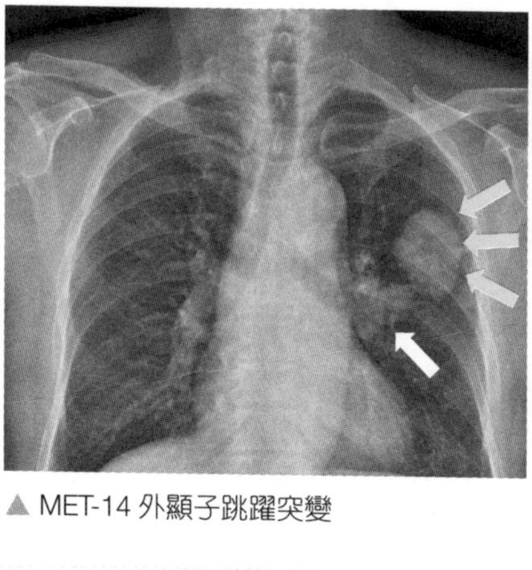

▲ MET-14 外顯子跳躍突變

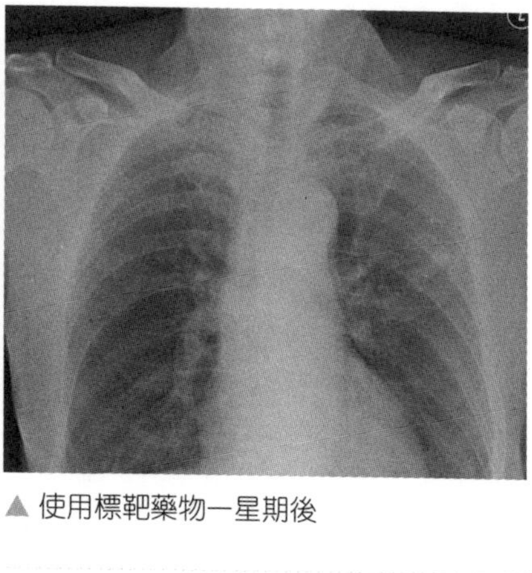

▲ 使用標靶藥物一星期後

希望的曙光照亮了他們的臉龐，但我必須解釋得更加清楚。根據相關文獻顯示，此藥之於老伯的致癌基因能產生正面療效，然而在臺灣是否有相同致癌基因的病人服用並因此好轉，我得坦白承認，尚未聽聞，理由之一，自然是因為此致癌基因相當罕見。

該說的都說完了，緊接而來的就是等待。他們的選擇，才能決定是否該以如此治療方法進入治療。

父子兩人對望了一眼，那一個眼神裡包含著千言萬語以及父子間的默契。治療在毫無異議之下展開，而結果更是順遂的結晶，服用標靶藥物僅短短一週的時間，老伯肺部的腫瘤逐漸縮小，連帶著脊椎骨頭轉移處的癌細胞也逐漸潰散，加上局部放療，他的背部也不再痛了。

原本被認為僅存四個月的壽命，後來也一個月接著一個月的累加上去，以完好如常的生活品質繼續一段不算短的人生。

第16章 在最後一刻回來

許多時候醫病之間仰賴緣分的牽引，有時候病人明明已經來到我眼前，而我也發現他的病因，但若我們之間的緣分不夠堅固深厚，他也可能會離我遠去，即使我一直都在。

當時我們的緣分脆弱的就像隨時都會斷裂的細絲，她不僅離開了我的診間，也離開故鄉，甚至在我們打電話告知她找到治療新法時，她無情的掛掉那通滿懷興奮的電話，硬生生切斷與我們之間的連結，直到多年後，緣分才又將我們拉近，但此刻她已病入膏肓。

偽裝成肺炎的肺腺癌

她的肺白花花的一片，就像下了一場美麗的初雪，只是並沒有受到該有的歡呼。

「之前的醫生跟我說是肺炎，但是怎麼治療都沒有效。」她說著話的同時，乾空氣被吸進肺裡，引來一陣劇咳。

我所主持的肺癌團隊在會議上說著她的故事，投影布幕上放著她的X光片。看著X光片，我們力圖從那片美麗的雪花中明辨真偽。確實，眼前的影像看起來就像是肺炎，但只要投以更多的專注進行判識，就會發現那只是一場完美的偽裝，兇手不是單純的肺炎，而是面目更為醜陋的肺腺癌。

我們很遺憾在她決定轉診尋求心中可能得到的美好治療時，就要對她宣稱最為殘忍的結果，肺腺癌已經在她六十三歲的身體裡面扎下根基，牢牢實實緊緊不放。宣告後，診間毫無意外的迎來一段過份寧靜的時刻，她與家人的心中，已颳起了狂風驟雨。

「是第幾期？」他們問。

基於職責，醫者必須得坦白，「第四期。」

他們倒抽的那口氣，幾乎就要將診間的氧氣給吸光，之後，他們在二氧化碳中消化著噩耗，嘴唇緊閉，臉色慘白。

「我們會幫她找看看有沒有什麼致癌基因？」主治醫師將希望的泡泡推到他們面前，期待能給他們一些希望之氧，至少在這個還能呼吸的時刻，還沒有到面臨放棄的抉擇。

「如果我們能確定致癌基因，就能針對不同的基因型態給予更精準的藥物治療。」其實早在會議中，我們的心裡已經開始在揣測，病人那個少見的病理型態，隱約透露了答案。

有很大的機率會是 **EGFR** 的基因突變，在眾多肺癌致癌基因中，臺灣人以此基因突變最多，人數超過一半。當然也有其他的可能，第二個可被治療的致癌基因 **ALK** 似乎也有望由健保給付了，那時間約在二〇一二至二〇一三年。而大林慈濟醫院的病理科，已經為了揪出這類致癌基因準備一年了，當年這樣的檢查，還只是在實驗室供研究之用的階段而已。

雖然基因檢測的費用並不親民，但若能在其中找到突變基因，換得的生命與時間，會是無比的珍貴。

他們同意了，但這份同意沒有深思熟慮，也沒有急迫的想更深入理解何謂基因檢測？何謂致癌基因？他們只是被恐懼與絕望推著走，順應著醫師所講出來的每一句話、每一個判斷以及每一個可以做的決定，但回過頭來若再問，他們的思緒肯定只有茫然。

最後，我們順利取得她的檢體。但是看著檢體，我心裡隱約有著不安，總覺得他們可能不會再來了，這股擔憂並非空穴來風，而是其來有自。

少見卻可治療的 ALK

多年來在大林慈濟醫院服務，我的病人多是上了年紀的病人，在得知自己罹癌之後，他們最怕的不是得面對漫漫長路的治療過程，而是擔心惡化的訊息會從指縫間溜走，在鄰里左右間四處放送。

諸多的想像開始在他們腦中形成一個個真實的畫面，他們擔心平常互動熟稔的鄰居會對他避而遠之，彷彿癌症是一場流行傳染疾病；他們也擔心會迎來過度的關心，造成別人時時刻刻的困擾……如果可以，他們寧願選擇隱瞞，默默忍受治療的苦楚，在身體已經無法逃避疾病所帶來的改變時，至少生活與心理還能勉強的一如往常。

我覺得，她也會是這類的人，從她樸實的臉、不願帶給人困擾的問答中，我隱隱約約能感受得到，她是。

腳下那前往病理科的步伐踩得又急又快，我得把握時間，也想誠摯請託，基因檢測的過程相當繁瑣複雜，仰賴的不只精密儀器的協助，還有專業人員的知識、技術與剖析，這不是一件容易的工作，尤其我還想求快，甚至想麻煩他們多驗一個罕見的突變基因，在當時，這個突變基因的檢驗在臺灣甚至尚未普及，有些醫學中心只在面對臨床試驗病人時才會進行此類基因突變的檢驗。

平日裡的好互動，讓病理科醫師義無反顧的願意對我、對病人伸出援手，但檢驗仍需要一段時間，我們也只能耐心等候。當病理科來電告知結果時，那是一個禮拜六的下午，在下班前的六點左右。

「你要我們驗的那個少見的基因！是陽性！」電話那一頭興奮吶喊，話聽起來似乎沒頭沒尾，但我是與他們在同一個球場上的應戰者，自然明白他所說為何，這是我們診斷的第一個 ALK 病人，病理染色又漂亮又典型。

掛上電話後，我重重的嘆一口氣，那並非絕望，而是興歎，「果然是 ALK！」

ALK 基因變異在臺灣肺腺癌人口中占的比率明顯比 EGFR 低許多，僅有四至七％，雖然人數較少，但卻是一個容易遠處轉移的可怕致癌基因，特別是轉移至肝臟與腦部。

然而不幸的旁邊，永遠都會帶著幸運，有時候人們會被巨大的不幸黑影給蒙蔽雙眼，看不見微弱的幸運正在一旁閃爍著。ALK 雖然少見且易轉移，但在那個年代，早已有相對應的標靶藥物可對症下藥。

睽違一年多的有效治療

一股熱流在我胸膛流竄，我們找到了，甚至可以說是即時的找到了！她在臺北的第一線治療才開始沒多久；即使惡化，最新一代的標靶藥物對於她身上的癌細胞也能帶來顯著的效果。於是我急切的請助理打電話給她，想告知這個好消息，如果可以，最近一次的門診請趕緊回來，至少把這個最重要的結果給幫她治療的醫師參考。

但是話還沒講完，電話就被她掛斷了。助理告訴我，在對方將電話掛斷之前，所說的最後一句話是：「我不想讓人家知道我得癌症，所以搬到臺北治療了。」

醫師生涯中，有無數次我都想懇求病人接受治療，而幾乎每一次，我也都這麼做了。但是決定權在他們的心中，被迫接受的人，永遠都會是我。她的不願與不想，帶著她離開留守一生的家鄉，也帶著她離開極有可能讓她腫瘤縮小的機會。

她的人生有好長一段時間與我們再無交集，是一年？還是兩年？一通電話切斷我們與她之間的緣分，但後來也是一通電話，將她帶回到我們的身邊。

「有一位病人狀況很緊急，說要加掛。」

那天，胸腔內科是我的診，加掛的電話理所當然被轉到我的診間來，而我一如往常沒有拒絕。

加掛的病歷很快就傳了進來，我看一眼那個中途被加進來的名字，心裡為之一振！是她！她回來了！但我的振奮沒有持續太久，不久之後，她的名字突然就從候診的名單中消失不見，彷彿是被一陣風給帶走，輕巧無聲。

正當我覺得納悶之際，電話再度響起，這一回緊急求助的是急診室，說是有一位病人剛剛加掛我的診，因為突然身體不適，所以緊急被送進急診。

我去到急診室時，急診醫學科的醫師早已快手快腳的拍好X光片，看著她兩邊的肺葉幾乎全白掉了（圖十六之一），絕望在現場瀰漫著縹緲的煙霧，意圖讓人暈厥。好不容易挪出病床，讓她住進來。上到病房，她的家人一見到我，開口不是求救，而是果決，「我們要安寧。」她已奄奄一息，百分之百的氧氣，只能勉強維持她的尊嚴。

圖十六之一

起死回生的藥

標靶治療的藥效，在歐美有人稱為「起死回生」的效果（Lazarus response，拉撒路現象）。用來形容原來已經奄奄一息、瀕臨死亡的病人，一旦使用標靶藥物後，可以迅速神奇的復活。左圖是一位帶有 ALK 致癌基因的末期肺癌病患，化學治療失敗後急速惡化，兩側的肺都因為淋巴轉移，看起來如冬天的雪景，病人即使給了純氧輔助，仍處於缺氧狀態。幸運的是病人及時發現 ALK 基因變異（當時絕大部分醫院仍無法檢驗），經過標靶藥物治療兩週後，已可以步行出院。

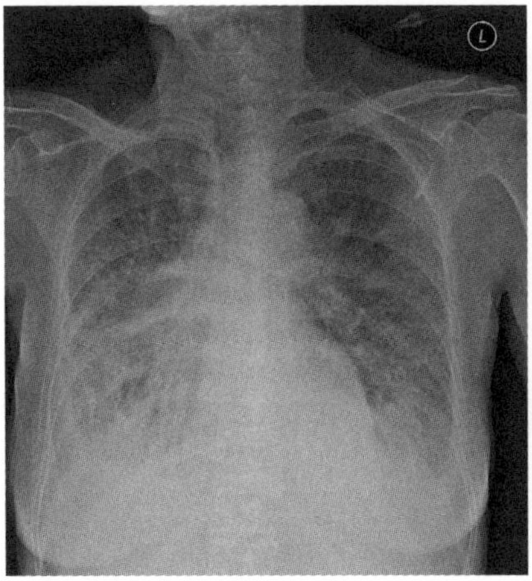

▲ ALK- 第四期肺癌惡化

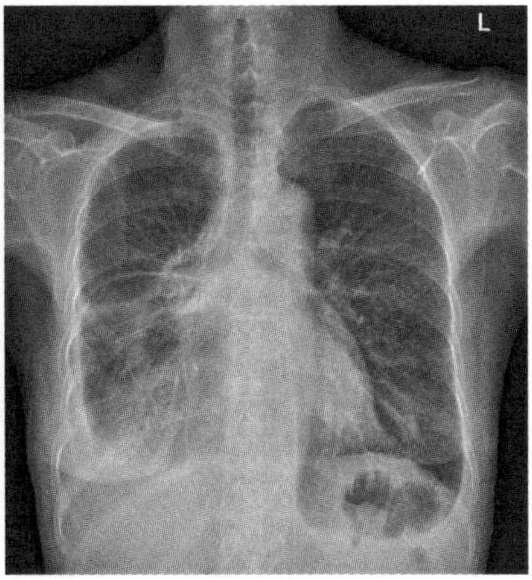

▲ 有效的標靶治療兩週

看著她的家人，我將背挺直，肩膀向後縮，眼神比他們更堅定，因為我早已有備而來，這個準備已經有將近兩年之久，「一年多前我們有替她做基因檢測，也找到致癌基因，這個致癌基因是有藥物可以醫治的。」

我看見了果決在空氣中飄盪。於是加強力道，說：「一個禮拜就好，試試看好嗎？我們就吃一個禮拜的標靶藥物試試看就好。」

當下，他們做出了與一年多以前截然不同的決定。她留下來了，也遵從我們的指示，開始服用標靶藥物。

一週後，她幾乎只需要很低流量的氧氣輔助，我去病房巡診時，看見她雖有勉強但也不吃力的自己推開廁所的門。再過一週，她在家人的陪伴之下，穩健的步出醫院大門，回首望向我們的樸實面容，是飽滿著感謝的美麗笑顏。

第17章 延宕八個月的治療

原本他是有機會在短時間就將癌症拋之身後，以更瀟灑的姿態走往心之所向，只可惜在面對治療時，成熟穩重的他卻變成了一陣風。他像風一般的輕巧走來，也像風一樣，走得不留痕跡，短短幾次見面，他總不在最後說再見，似乎正在預告著下一回約好的時間，他可能不會回來。

他真的沒有依約回來，從我的診間消失了，留下的是上次幫他掛好的號碼，還留在尚未報到的那一欄，提醒著我們，他應該回來卻沒有回來。我不知道他停留在哪裡，只祈禱那些在他體內尚未茁壯卻蠢蠢欲動的癌細胞可以再安分一段時間，直到他回心轉意。

得以手術的微小病灶

「在右上方這裡，有一顆毛玻璃病灶。」我將電腦螢幕轉向他，那是斷層掃描的影像，小小的病灶明朗的在那兒，沒有過分熱情，看起來卻是冰冷如霜，彷彿我們才是突然造訪的不速之客，畢竟在X光片中，它是不願顯現蹤跡的。

它實在太小，又被擋在骨頭後方，X光片上難以找尋它的蹤跡，所幸我們有了全新的武器，利用低劑量電腦斷層掃描，這才將它揪出。

我們展開追蹤，並在我認為時機成熟時，向他開口提出建議：「這算是早期的毛玻璃，只要還沒有擴散出去，開刀就可以根治的；如果腫瘤持續變大，到了三公分再開刀取出，復發機率就可能會超過兩三成。」

我的建議很明白，希望他可以慎重考慮以手術的方式將這顆小毛玻璃病灶取出，這是一勞永逸的方法。

他只是聽著，沒有透露任何的情緒，低下頭思考一段時間之後，再揚起眉，回答很是謹慎，「請再讓我考慮一下。」

病情尚未到了緊急迫切的時刻，於是我點點頭，同意讓他日後再做決定，看著他離去的背影，我暗自期待，下一次回來，希望他會有另一種抉擇。

但他卻沒有再回來了。我們等了他一個月，又過了一個月，期待他再度回診的心願變得愈來愈渺小，就像冬天裡的燭火，在凜冽寒風中飄搖，隨時都可能被微風給熄滅。

他離開我們的日子很長，幾乎是三個季節，八個多月後，我們才終於在預約名單中看見他的名字。

突如其來的上腔靜脈症候群

他再回來，已經是八個月後的事了。

檢查影像明朗的告訴我們，腫瘤雖然比八個月前更加成型，但沒有轉移的跡象，另一方面，血液檢查分析數據也透露沒有癌細胞的蹤影。然而沒有時間加以印證，面對肺癌的血行轉移特性，沒有人敢輕忽大意，也沒有人敢肯定的給予保證。癌細胞跟著血液流走，雖然不見得能活得下來，但只要有那麼一個能在他處駐足停留，並且獲得生存的養分，危機之火就可能在一夕之際熊熊燃燒。

我給他的建議依舊是手術。這一回他沒有猶豫，似乎在他準備回診時，就已經做了決定。

手術順利進行，腫瘤也摘除乾淨。緊接而來的是等待身體恢復。漸漸的他能下床，有能力自理生活，不久之後，我告訴他可以準備出院了，「但是一定要再密集的持續追蹤，知道嗎？」

他的嘴角含著笑，點點頭向我再三保證，之後的每一次預約回診一定會準時報到。

歲月帶來酸甜苦辣，生命則在生活之中起起伏伏，日復一日，年復一年，每一次的追蹤檢查，我們偶爾樂觀，偶爾也難免膽顫心驚，慶幸的是，結果都是堪稱平穩的消息。

這樣的日子過了足足兩年半之後，我無奈的再度向他宣告，最擔心的事情還是發生了，腫瘤復發了，那曾經告訴他的兩成機率，竟然應驗了。聽到癌症並不願鬆手的消息，他並沒有跌進看不見天光的絕望洞穴之中，反而態度堅定，表示會積極面對，懇切希望我能依照他的病症給予最佳的治療方針。

他的不願放棄就像一道通行無阻的令牌，我們自然能比以前更加積極。

我們找到了腫瘤的突變基因，並投以相對應的標靶藥物治療。一個月後，剛成軍的腫瘤逐漸潰散，戰場上的煙硝日益趨淡，樂觀與信心在我們的心中滋長茁壯，心想這一次我們依然也勝券緊握。

但或許是過於順利，忌恨摸黑找上了門。一次他回診，正當我小心翼翼地掀開他的上衣準備聽診時，赫然發現一條條突起的青筋在他的胸腔與腹部蔓延遊走（圖十七之一），像極了一條找不到方向的藤蔓，慌亂地四處亂竄。

我腦中的警鈴閃起亮晃晃的紅燈，耳邊則傳來他充滿疑惑的提問：「這陣子突然這樣，我自己也嚇了一跳，但也沒感覺到有不舒服。想說回診的日子要到了，就等著回來讓你看看是怎麼一回事。」

我請他躺下，壓一壓他肚皮上的青筋，便於讓我看得更加清晰。當畫面透過我的視覺一幕幕傳回腦中，診斷也逐漸拼湊成型，「這是上腔靜脈症候群。」

他沒有發出任何的回饋之音，迷惑的神情反映著內心的疑問，正等著我拋給他更多的解答。

我告訴他，這些青筋都是血管，因為在肚子裡面塞車，不得已之下才轉往替代道路。

他依舊沒有發言，臉上的疑惑並未因此而減少幾分，我頓了一頓，心知肚明緊接而來要說出口的話語，他不會想聽。「有幾個可能。要不是肝硬化，就是肚子裡出現問題，也有可能是肺癌又在作祟。」

說話的同時，我已經著手替他安排最近的可以做斷層掃描的時間。

圖十七之一

上腔靜脈症候群

身上的血液回流，分為上半身經由上腔靜脈（左圖紫紅色部分）回到心臟，下半身則由下腔靜脈（左圖黃色部分）回到心臟。這位病患的上腔靜脈被腫瘤侵犯（紅色圓圈部分），造成阻塞，血流只能繞道經由胸壁，腹壁的側枝循環（替代道路），最後由下腔靜脈流回心臟。右圖是病患在門診聽診時，發現肚皮的側枝循環，且流向是往下（箭號），進一步發現腫瘤的復發。

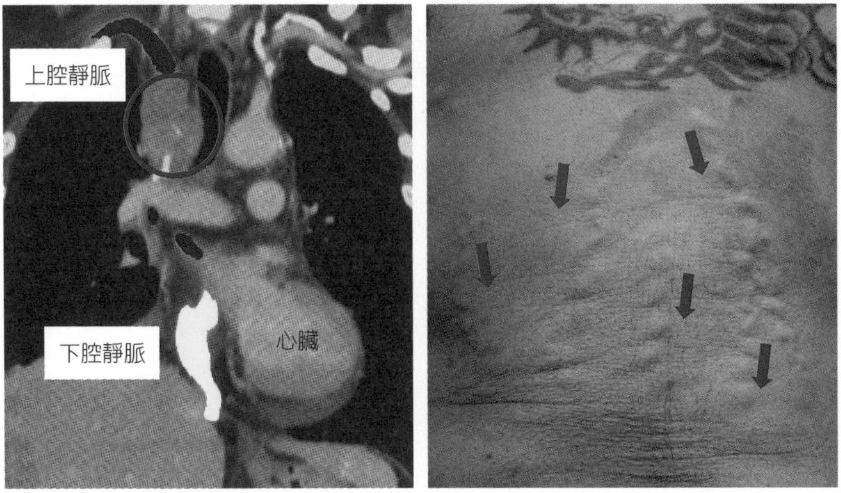

果不其然，他的肺癌又開始在凝聚發酵。

「但我正在吃標靶藥物，而且藥效一直都很好。」他急著開口，想替自己的病情辯駁，即使在他知道斷層掃描不可能出錯。

我無奈地告訴他，標靶治療一段時間後，有一定的機率會產生抗藥性，有時是腫瘤的面目變得更猙獰，肺腺癌可能轉變成小細胞肺癌的表徵，癌細胞在轉換身分的同時，也意味著原先可靠的藥物將會失去可揮發的作用。

除了癌細胞可能改變外觀與行為，另一個可能，就是基因另有突變。我們必須進行切片檢查才能確認，我告訴他，這一次的切片至關重要，將決定接下來的治療方向該往那個方向走。

切片報告陸續出爐，第一個結果告訴我們，他體內的癌症並未轉換成小細胞肺癌，這讓我們心裡暫時鬆開第一道束縛，但基因檢測需要時間，還得再等一至兩週才能確認是否有新突變。

這兩週過得相當煎熬，因為他的病情就像一臺煞車失靈的跑車，一路橫衝直撞，造成累累傷痕。急速的惡化將他擊倒在地，短短兩週不到的時間，他從能穩健踏步到橫臥病榻，連起身都有困難。

在基因檢測報告結果出爐之前，我嘗試理出頭緒，顯然是另一些基因突變造成癌細胞快速成長。我的推測絲毫起不了作用，因為如果不知道突變基因是什麼，就無法對症下藥。

他的病情猶然往最壞的方向急駛而去，我們已經開始準備，隨時都可能將他交給安寧團隊照顧，如果到了那無可避免的人生階段，至少他可以獲得一些舒適的時日。

就在我們開始動搖之際，報告結果猶如乾旱時期的一場及時雨，通知我們是基因突變沒錯，而且還是極為罕見卻有標靶藥物可用的 MET！

我們動了起來，針對他體內並存的兩種突變基因給予兩種標靶同時服用，此時他的生命之火幾乎已經看不見火光，正在冒出濃濃烏黑的濃煙。每次的吞服，帶著我們的冀盼，盼望藥效能比以往更顯而易見。

風，在他身邊輕輕吹動，將他的生命吹向治療的希望。標靶藥物的神奇藥效如我們所願，許給這個故事一個完美的結局。短短五天的時間，他體內的腫瘤再次潰不成軍，象徵著生命力的紅潤重回他的臉上。

第18章 腫瘤也會成癮

她體內的腫瘤就像是一個不斷吸收新血的幫派，在極短的時間內成為一支勢力龐大的隊伍，肆無忌憚的吃掉她體內的養分、吸取她的精力。短短三個月內，她的體重從匀稱標準一路往下掉，來到我面前時只有三十三公斤，皮膚緊貼著骨頭，經絡血管的紋理清晰可見。

邪惡的勢力在她體內點燃爆竹的引信，但我卻是一個幾乎沒有武器的拆彈專家，而將我一身武器扣留的，正是她過瘦的體重，那三十三公斤的皮與骨逼得我退無可退。

難行的挑戰

我看著她的病歷發愁。

她今年才六十四歲，距離法定敬老之齡還有一年的時間，在明文律法中，還不能稱老。面對疾病，她理應具備更多本錢。但是她那顆碩大的腫瘤，以及難以想像的體重卻將這一切給狠狠搗毀。

短短三個月內，她就掉了十七公斤。面對才三十三公斤體重的她，精密影像告訴我們，鑲在她胸口的那顆碩大腫瘤卻足足有八公分之大（圖十八之一），幾乎是一個成年人緊握拳頭的大小，這顆腫瘤的位置極不理想，大部分掛在一片肺葉上，但另有一部分卻長入了另一片肺葉。

「如果動手術取出腫瘤，得兩個肺葉都動刀，八成在手術臺上，命就去了大半了。」我在心中嘀咕著，此法並不可行，我得放棄手術的選項，就如同前方道路已大片坍方，但我仍得繞道摸索，想出其他可行的治療方法。

圖十八之一

癌細胞也會上癮——致癌基因成癮

致癌基因成癮是用來描述腫瘤成長的行為，當細胞負責生長的基因發生突變時，細胞可能像吸毒一樣，靠著基因的訊息，不斷的快速生長。

成癮的癌細胞，一旦訊息被阻斷，很快就會失去活力，甚至凋亡。圖中的這位女性肺癌病人，雖不是晚期，但短短三個月內就掉了十七公斤，體重僅剩三十三公斤，有極高的開刀風險。藉由術前的前導性輔助治療，投與標靶治療兩個月後，腫瘤也急速萎縮，終於順利將侵犯兩個肺葉的肺腺癌完整切除。

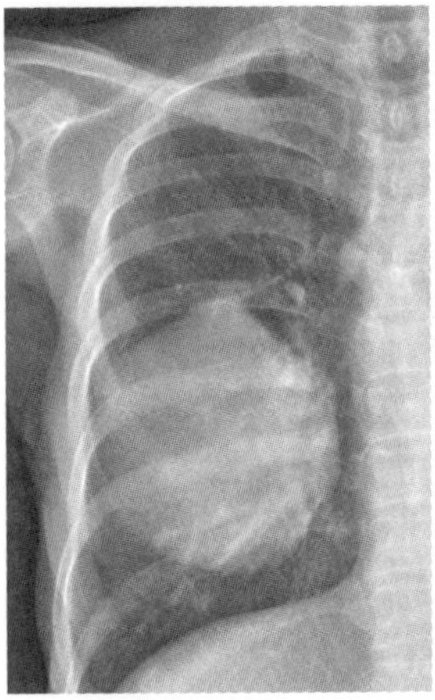

▲ 原始腫瘤

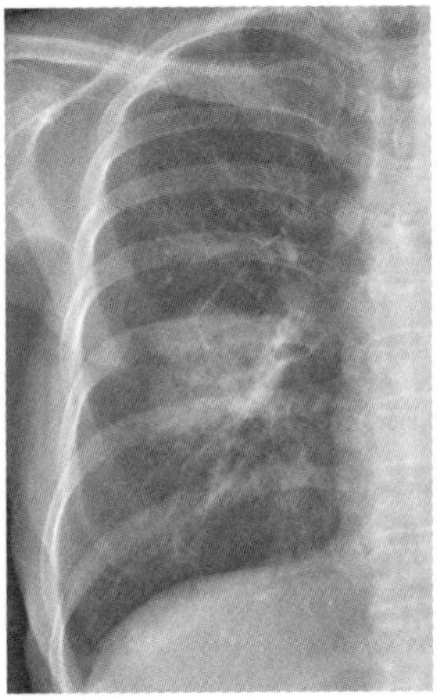

▲ 標靶治療八週

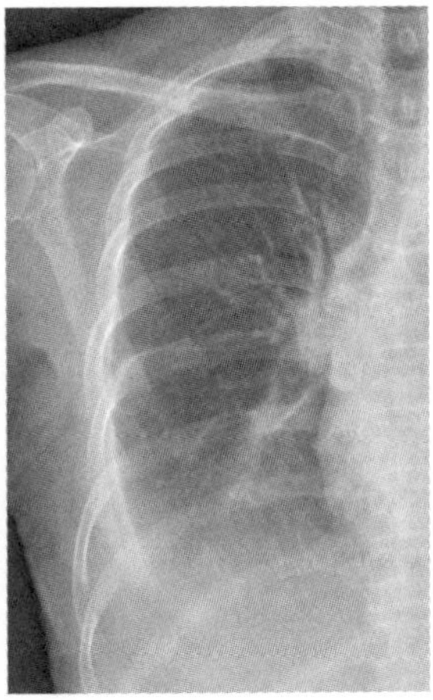

▲ 順利手術切除

我想過用化療的方式，先讓腫瘤縮小到一定程度，再考慮開刀取出。但她的體重數字猶如緊箍咒，讓這幾乎是最佳選項的辦法變得窒礙難行。她才三十三公斤，怎可能忍受化療所帶來的侵害？

如果先把她養胖呢？化療之前，我們會希望病人的體能可以盡可能的達到標準值。化療是一場硬戰，即使現在對抗化療副作用的藥物已經有顯著的進步，但治療本身仍會對身體帶來一定程度的負擔。以此類推，放射線治療所帶來的風險，以她這樣的狀態，也是很難負荷。

把她養胖的這個念頭，很快也被我自己給反駁。「養胖她需要多少時間？說不定在這個時間裡，體重沒增加多少，腫瘤反而變得愈來愈大顆，就如臺灣話說的，豬毋肥，肥佇狗！（豬沒胖，胖到狗）」

還有一個方式。就在我幾乎要被煩惱給溺斃之際，浮木出現眼前，這根浮木不夠粗壯，我得坦言要將全身重量放在它身上會是一場賭注，我可能會繼續往下沉，但如果它比我想像中厚實，或許就能迎接獲救的曙光。

如果她有基因突變呢？若是有，也有相對應的標靶藥物可供治療，那麼就有機會一邊服藥縮小腫瘤，一邊好好的將她過輕的體重逐步養胖，以應未來治療。

這麼剛好，她有突變基因，也這麼剛好，標靶藥物發揮良效，腫瘤正在以極其樂觀的速度縮小，而她的體重則漸漸逆勢上漲。

有病人暱稱標靶藥物是神奇的藥丸，不是藍色的。但每每聽到這個名稱，我就會想起標靶藥物甫上市時，其實並非是用來殺死癌細胞的，人們只希望它能成為一座護城牆，針對腫瘤所刺激要成長的基因進行阻擋動作，避免腫瘤持續長大。

在醫學上，幾乎與標靶藥物同時被發現的，還有一種理論，「致癌基因成癮機制」。醫學科學家發現，當有基因突變成為致癌基因時，腫瘤便會對此致癌基因產生成癮現象，它變得更加精神奕奕，完全依賴這個致癌基因的訊號，猖獗成長，長成的速度就像是巨人在堆雪球，又急又快，毫不費力的將雪球滾得碩大。

「那如果把癮頭阻擋起來，是不是就能讓腫瘤變得萎靡？會不會就能讓它變得一蹶不振，失去再攻擊人體的力氣？」科學家心想，若封鎖了致癌基因的作用，也就等於獲得了控制腫瘤持續變大的鎖鑰，所謂的打蛇打七寸，若套用歐美的神話故事，這可喻為腫瘤的阿基里斯腱。

標靶藥物的研發，起初只被期待能抑制腫瘤依附的致癌基因，遏止其成長罷了。萬萬沒想到此舉反而讓腫瘤成為戒毒不成，進而失去求生意志的毒蟲。

除此之外，還有更令人意外的結果誕生。

和平共處原來是人們對標靶藥物的寄望，只是這座看似無害的城牆，不僅讓腫瘤失去求生意志，甚至還自備一座座的加農砲，藏身在牆後蓄勢待發，一個個將癌細胞趕盡殺絕，有時候藥效之好，病人的腫瘤消散的速度，甚至比我們治療肺炎病人的消炎速度還要快！

手術之前，她努力進食，在飲食均衡的條件之下，體重以健康的姿態向上攀升，雖然速度不快，但來到四字頭，已經讓我們深感欣慰，自信的火苗開始閃出即將興旺的火花，不斷的跳出來提醒我們時機已然成熟。

除了電腦斷層，我更進一步為她安排正子攝影檢查，而檢查結果無疑又讓我們的自信更加火熱。正子攝影的顯影顏色告訴我們，那顆部分縮小但依然巨大的腫瘤，雖然仍掛在她的胸口，但卻幾乎沒有存活的細胞在裡面活動。

「你的意思是？」病人看向我的眼神飽滿著期待。她希望自己沒有誤會我字句間所要傳達的意思，深切祈願自己揣測的方向是朝向美好的那一方。

天秤在她心中左右擺盪，我的回答將會讓幅度定住不動。

「意思是，雖然那顆腫瘤看起來還在，但裡面存有活性的癌細胞少之又少，幾乎沒有活口。」

我說。

她眼底希望的光芒照得滿室溫暖，我樂於享受，也不吝再告訴她另一個更好的決定，「為了以防殘存的萬一，我建議這個時候，應該可以動手術把整顆腫瘤取出來了。」

手術有必然的風險以及術後休養問題，然而標靶藥物並非萬靈丹，抗藥的故事始終不絕於耳，甚至因為作用消淡而有轉移的案例，我期待能說服她進行手術，而她的回應明朗的告訴我，她義無反顧。

在預定的時間，她被送進手術房，麻醉已經讓她舒服的沉沉睡去。看著她那幾乎無病無痛的面容、因為豐腴而被填補近乎平順的皺摺，我內心的感慨有喜有悲。

我不得不承認，並非所有的病人都能有基因檢測的機會，一部分的阻礙來自費用，雖然健保有部分給付，但仍有許多基因的檢測必須自費，尤其能一次進行多種基因檢測的次世代基因定序更為昂貴，費用從幾萬到十幾萬都有，並非是所有人都能承擔得起的，而且也不能保證就能找到突變基因。肺癌的致癌基因找尋進展快速，但仍未圓滿，還有許多等待被發掘的致癌基因尚未被確認。

此外，鱗狀上皮細胞肺癌的病人大多也不太適合進行基因檢測，因為少有鱗狀上皮細胞肺癌能檢測得出的突變基因，除非評估病人的治療已經沒有更好的選擇，我才會勉強與之商量是否願意進行基因檢測，盼得一線奇蹟。這個奇蹟不是沒有出現過，只是次數少之又少。

奇蹟不會時時敲門，但至少躺在手術臺上的她及時掌握。那場手術至今已經過了數年，她依然是我診間裡固定回診的老朋友，同時我也樂於看見她次次以日漸豐腴的體態再度光臨。

第19章 天時、地利與人和

肺癌的治療沒有捷徑，唯有老老實實踏步前行，才有可能取得閃閃發亮的聖杯。偶爾，迷宮會陡然出現，領著病人踏入荊棘滿佈且窒礙難行之路，治療的變數即使很多，希望也不少，有那麼幾個時刻，我有幸能見證奇蹟誕生。

將考驗再次帶回

起初，他堅信硬碰硬將會帶來一場難以負荷的硬戰，因此在得知體內有一顆已經醞釀多時，也已經成型的腫瘤時，就下定決心要與之和平共處，他相信只要以溫柔的力量對抗，即使不幸病況惡化，也能力挽狂瀾。於是他離開醫院，捨棄正統治療，找尋坊間堅稱具有溫和療效的治療方法。

這個治療方法要價高昂，但他心甘情願的掏空銀行裡的存款，短短一年又過一個月的時間，前後總計就奉上近兩百萬的家當。而讓他深信不疑的，是對方的信誓旦旦，對方不止一次主動替他送檢血液，檢查報告上密密麻麻的數據猶如天書，由對方代答代解，開懷又肯定的向他保證：「癌症指數有下降！」

他聽得開懷，不斷的告訴自己，腫瘤肯定有縮小，愈來愈疼痛的後背，肯定與體內的肺癌沒有任何關係。

轉機，來自於他的虔誠。皈依證嚴法師多年，能見到師父的機會，次次都得珍惜把握。看見他一年以來的變化，對比他的樂觀，法師卻很擔心，提醒叮嚀應當回歸正規醫療體系。師者輕聲的叮嚀，重重的敲進他的心裡，於是他回來了，回到大林慈濟

圖十九之一

姑息養奸

有一部分病人對惡性腫瘤的看法是，千萬不要去動它，動了就會四處擴散。但侵略本來就是惡性腫瘤的本性，不然不會那麼多人一發現有肺癌，就已經是第四期！

一位五十多歲的病患，剛開始發現右下肺有一顆腫瘤（黃色箭號），因為深怕切片後腫瘤四散，就直接尋找另類醫療來幫忙，但一年之後，不但原發腫瘤已明顯變大（紅色箭號），同時也發現有多處骨頭轉移，失去開刀根治的良機。

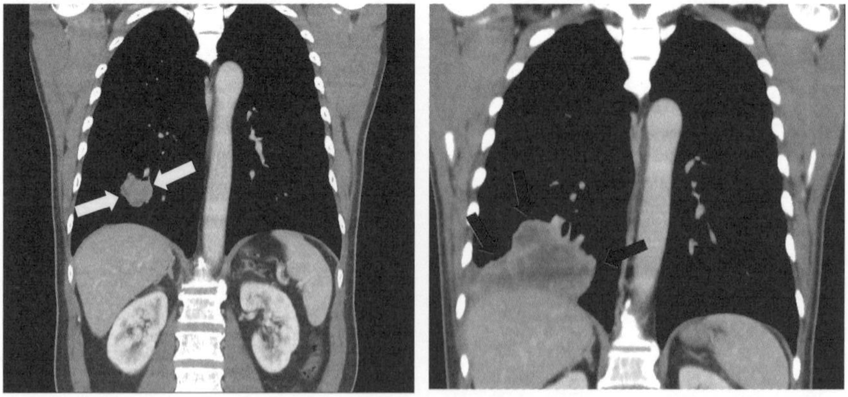

▲ 腫瘤生長一年

醫院，回到我的診間裡來。

兩張影像在我面前左右置放，苦惱將我重重包圍，他的腫瘤在短短一年之間，整整大了一倍有餘！（圖十九之一）

肺癌有喜歡往外跑的特性，但並不代表它就不喜歡成長的滋味。起初，它將分裂的細胞往外輸出，因此它總維持一至兩公分的嬌小姿態，但只要超過兩公分之後，它便會回心轉意，在持續輸出癌細胞時，同時也留下更多的細胞將自己壯大，因此師兄在短短一年之間，腫瘤的發展才會如此迅速成長。

「你的背之所以會愈來愈痛，是因為已經轉移到骨頭了。」我盡量不讓那口悶氣從鼻孔嘆出，就怕此舉會傷了他的自尊心，摧毀了他過往的那份相信，證實那只是一場無稽之談。

確認腫瘤的大小、位置，緊接著我們得判別這是屬於那一種肺癌型態。結果卻令我們更為不安，是肺的鱗狀上皮細胞癌，或叫作肺鱗癌。我讓那股沉悶之氣重重的嘆進心裡，苦悶在我的胸腔徘徊不去。

悲觀其來有自，基本上肺鱗癌沒有可靠有效的化療藥物，就算使用，效果也不夠明朗，甚至還可能引發令人為之擔憂的高血鈣問題，預後效果少有樂觀。

「這真的是一場考驗。」我心裡不斷的想，面對這樣的病人，無疑就是腫瘤當著我的面發出戰帖，這個挑戰並不容易，但我卻沒有轉身背對的資格，因為我曾經起誓，病人的健康應為我的首要的顧念。

難能可貴的突變基因

化學治療雖然效果並不好，但仍是首選。我們樂見初期化療效果意外之好，腫瘤直徑甚至有變短的情勢，但這樣的好時光並未持續太久，被擠壓縮小的腫瘤在找尋到突破之法後，便一吐怨氣變得更加放肆猖獗，體型變得又大又棘手。

如果他來問我，自己還剩下多少時間，我必須得坦白告訴他，胸膛能正常起伏呼吸的日子，大約只有半年。但他沒來問，該慶幸嗎？其實真正會問這個問題的病人，本來就不多。可我相信，對於身體的急速惡化，他並不是不明白事態已經糟到谷底，而且幾乎無法翻身。

「要不要試看看次世代基因定序？」琢磨多時，我還是開口了，即使針對肺鱗癌病人，一般而言我不太會開口建議他們去做次世代基因定序，費用高昂已是其次，而是肺鱗癌幾乎找不到突變基因。

幾乎沒有太多遲疑與猶豫，他看著我的眼神很明亮，如今病態沒有攻佔的外貌部分，大概只剩下這個眼神。他說，好。

我們不抱著太大的希望做了次世代基因定序，報告檢驗出爐時，原本已經做好準備，將看到內容密密麻麻的顯示，這是一次無功而返的檢驗，但結局令人意外，報告上找到突變基因，那是一個帶有肺腺癌基因的致癌基因，而且標靶藥物效果奇佳！（圖十九之二）

圖十九之二

百分之一的機會

每個腫瘤都不同，有各自的致癌基因，甚至有其抗藥基因。

例如肺腺癌，目前已有八種以上的致癌基因，對應十種以上的標靶治療組合，但以國人而言，除了表皮生長因子受體（EGFR）基因佔了超過一半的比率，其他的致癌基因發生的機會都是個位數，大部分只在百分之一上下；肺鱗癌能找到的致癌基因則少之又少，即使如 EGFR 這個基因，在肺鱗癌能找到突變的機會竟也不到百分之五。

圖中這位病患在錯失開刀時機後，終於確診是肺鱗癌，不幸中的大幸是，他的癌細胞屬於 EGFR 突變，對第三代標靶治療有極佳的效果。

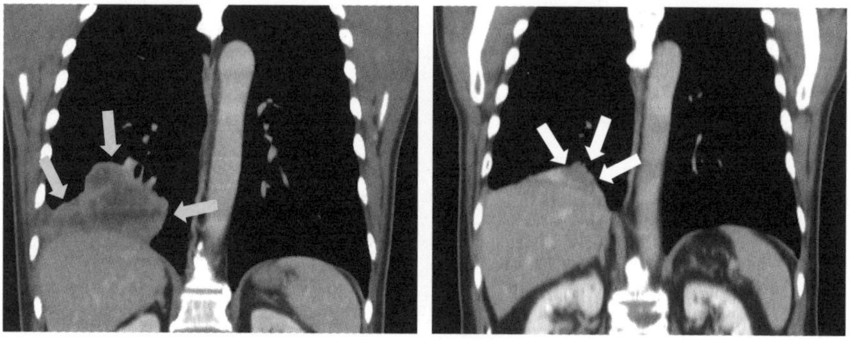

▲ 有效的標靶治療

我幾乎要停止呼吸，再喘氣時，頓時覺得原本無滋無味的氣流，帶點清新甜美。這是多麼難得的奇蹟！要發生這樣的事情，是難以見得的百分之一，但他就這麼遇上了，以極其幸運的姿態。

標靶藥物活化了他原本頹然的生命之火，二〇一九年至今，藥物依舊在他體內發揮良效。

等到天光的到來

有別於師兄一開始拒絕正統治療，那個早他十年罹患肺癌的女士，面對治療始終積極。到二〇一五年這幾年間，她在臺北專心治療，化學治療藥物一線換過一線，直到最後，在已經無藥可用的情況之下，才無奈地返回嘉義故鄉。

臺北的醫師雖然同意讓她回來，但也謹慎的替他轉介到自己信任的南部醫師手上，於是她來到我這裡，持續進行後續追蹤。反覆看著她的病歷，我發現她原來的醫師，確實已將子彈用盡了。

日子就這樣平穩的度過，在沒有任何治療的情況下，每次的回診，她的氣色、體態甚至是體內的腫瘤似乎都凝結在二〇一五年初來乍到那時，沒有一絲的改變，沒有一毫的轉移，幾年之間，每次見她因為追蹤而回診時，我幾乎都快要忘了她是因為肺癌而來。

前面那位師兄一直期待的和平共處，在這位病人的身上具體顯現，而且這樣安寧的日子一過，就是整整四年。

直到情勢惡化，癌細胞轉移至肝臟，停頓許久的治療才又再度重新啟動。

「要不要找找看有沒有新的致癌基因？」我忽然想起來，四年前之所以子彈用盡，其實是那時候只有一兩種基因可以檢測，我告訴她，目前已知有些較新的突變基因容易有肝臟轉移，或許可以嘗試尋找，如果運氣夠好，就能透過標靶藥物進行精準治療。

當然，我不敢百分之一百保證，因此決定權仍留在她的手中。而她的同意，也讓故事可以繼續寫下去，我們透過基因檢測，發現她體內存在ALK基因變異，而這個基因同時也被確認是最容易有肝臟轉移的基因變異之一。

ALK的發現，讓所有的謎題都被串連了起來，停滯四年之久的解方也應運而生。

看著她因服用標靶藥物而逐漸好轉的病情，我不由得心生感慨，也為她強韌的生命力喝采。在她肺癌確診的二〇〇九年，ALK基因變異尚未在臨床上例行檢測，正因為她撐得夠久，最終等到基因被發現、藥物研發而生，這才有可能讓她的生命之歌得以寫下未來的新篇章。

天時、地利與人和，這象徵成功的三大要素，很多時候也左右著疾病的療治，也鼓勵著我們，若是生命即將殞落，我們仍得獻上祝福，哪怕是還有那如髮絲一般細的可能，我們也必得克盡職責。

第20章 標靶藥物

抉擇與尊重在醫學上的重量幾乎難以撼動，我們尊重病人與家屬的決定，將抉擇的掌握權交付到他們的手中，偶爾我們會苦口婆心，但能發出的力量相當有限，有時幾句話能穿透他們的心，不過若是他們的心已興築起銅牆鐵壁，那麼也是莫可奈何。

面對她決心走向安寧療護時，我幾乎是苦苦哀求，偶爾想來也覺得當初的拜託實在離譜。

「拜託你，讓我醫一下好不好？」這句話說出口時是那麼的自然，即使如今想來總覺得羞赧。

我卻很慶幸，當初自己說出了這麼一句請託，因為緊接而來的救治，不單純只是一條人命而已。

堅決走向安寧的可救生命

二〇一四年六月的相遇，她分享著自己的故事，說她在臺灣出生成長，爾後因為嫁給了愛情，於是奮不顧身離開熟悉的家鄉，離開至親摯友，提起行囊奔向新加坡愛人的身旁。日子在幸福裡汲取適應的養分，如今新加坡已然是她根深蒂固的家，血脈難以將她牢牢定位。

但是臺灣卻不願就此與她切割，她在這一塊土地上哭喊出生，也在這一塊土地上被宣告人生即將可能走向末路。

因為慈濟的志工培訓課程，她回到臺灣，並也趁著因緣做了健康檢查，她才六十二歲，精神飽滿，而且遇上了行善的機會，因此對於人生跨過六十大關，她並不覺得自己已經年華老去，反而感覺到重生。健康檢查卻狠狠的顯示癌症指數過高，單單一個指數幾乎就要將她所有的自信給取走。

對於癌症指數，我保留自己的看法，尤其面對肺癌，癌症指數並不夠敏感，早期肺癌發生時，癌症指數表現平庸，給人天下太平之感，但往往在它升高發出警訊時，敵軍早已經兵臨城下，舉起熊熊火把要將生命燃燒摧毀。

新加坡師姊進一步接受檢查時，幾乎就要被宣告來不及了，因為那是肺腺癌第四期。

「我咳嗽了三個多月……」面對突如其來的噩耗，她的回憶來得太晚，種種的症狀似乎都在怪罪她不夠細心敏銳。

她腦中的畫面快速跳轉，癌症、痛苦、掙扎、死去，她這個年歲已經參與過太多的生死離別，對癌症並不陌生，太多的聽聞與實際見聞都告訴她，積極治療只是拖磨，有多少人根本拖不過治療的過程！

如果人生真是如此短暫，因緣就是如此被書寫，那麼她想美麗無憾的死去。安寧的種子早早就在她的心裡埋下了根，她曾不止一次的想過自己走向死亡之路會是什麼模樣，也很肯定知道自己要的是什麼模樣。

「我不要治療，我要直接進安寧。」她期待能透過安寧緩和醫療為自己人生的最後鋪上一條舒適柔軟的寬厚大毯，安詳是她最後的心願。

「不是第四期就代表末期，以你的狀況，我們還能找出機會。」從我嘴中說出的話，以無力疲乏的姿態在空氣中飄盪，這些字眼起不了鼓舞的作用，也進不了她堅決剛毅的心。我應該再多說些什麼，只可惜我無法再給出更多承諾，難道我能告訴她，我能百分之百將她醫治嗎？不能。在疾病面前我們必須得謙卑，這是亙古不變的遊戲規則。

但是我們能什麼都不做嗎？可能以她的狀況，或許化療能發揮效果？可能她體內存在致癌基因？可能、可能、可能。可能她還是有機會的。

許多專業的術語、可靠的說服在我腦中徘徊不去，我該說哪一句？該講哪一段話才能說服她？思緒快速翻轉之際，那句話就從我唇瓣之間的縫隙悄然溜了出去——「拜託你讓我醫一下，好不好？」

第二代標靶藥物問世

幸運的是，我們在她身上找到突變基因，也有可以服用的標靶藥物。她雖然同意接受治療，但我能感受得到，她其實同意得有些勉強，只是礙於人情，無法在第一時間給我明快的拒絕。

「就先吃看看吧！」我們將標靶藥物遞到她的面前，見她抗拒，也只能稍帶妥協的告訴她：「這個標靶藥物的副作用很少，幾乎不會有什麼難受的狀況，如果你吃了一陣子，真的不想吃了，到時候再放棄也不遲。」

對她而言，走向人生終點是順其自然，但對我們而言，眼前的狀況還存有明朗，如果什麼也不做，那就是放棄。

可喜的事，標靶藥物在極短的時間之內就大方賜予我們雙方一劑強心針，才短短一個禮拜的時間，那顆在她肺部的腫瘤影像變得愈來愈淡。這也是標靶藥物最有趣之處，如果有效，腫瘤在影像上不一定會直接縮水，而有可能是變得愈來愈淡，最後淡到看不見，就像鬼魅消失一般（文獻上有人稱這現象叫 ghosting，圖二十之二）。

此時再跟她討論病情時，我們雙方的臉上都有笑容，沒有委曲求全，也沒有勉強不安，氣氛相當歡愉，看見如此顯而易見的效果，加上沒有不良身體反應，她欣然接下了第二個禮拜、第三個禮拜以及日後無數次我開給她的標靶藥物。

她開始固定回診，我也固定開藥，每一次的追蹤都告示著一切趨於穩定。這樣風平浪靜的日子，一過就是兩年五個月，直到抗藥性出現。

「要不要試看看化療？」在標靶藥物產生抗藥性而失效之後，我建議她進行化學治

圖二十之一

像鬼魅一樣消失

大部分人對惡性腫瘤的印象可能是一大顆，要看治療有沒有效果，總是會問「現在縮小變幾公分了？」然而有的肺癌長得奇形怪狀，特別是肺腺癌，有些像發炎一般，沒有清楚界線，根本無法測量。

有時候治療的反應部分也很特別，不全然是縮小，特別是標靶治療的效果，有時候是愈來愈淡，文獻上有人說它像鬼魅一樣地消失。

圖中箭號所指的肺腺癌，周圍沒有清楚完整的界線，經過有效的標靶治療，腫瘤影像逐漸變淡，然後幾乎消失，如同鬼魅離開一般，但似乎也註定會再回來。

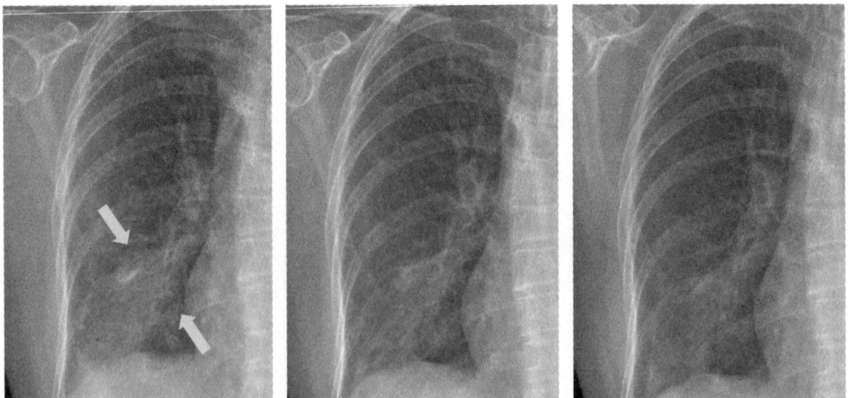

▲ 標靶治療前　▲ 標靶治療一週　▲ 標靶治療一個月

療，她一聽化療二字，嚇得幾乎要瑟瑟發抖。無論是身邊的真實目睹，又或是戲劇上的效果，化療給她的印象並不好，可是有了先前標靶藥物的成功，她對我的信任已然成形，於是在幾經考慮之下，同意化療。

只可惜這一次化療沒有給足面子，調皮的大肆狂歡，即使已經用上了最好的控制副作用藥物，她依舊無法接受副作用所帶來的不適感。

於是她又再一次的拒絕治療，態度堅決要奔往安寧的懷抱。

「第三代標靶藥物剛審核上市，你要不要試試看？」我坦白的告訴她，透過再一次的基因檢測，我們沒有找到額外的突變基因，理論上而言，第三代標靶藥物幫不上她的忙，但根據文獻，仍有百分之二十的成功率，但這還只是令人猶豫的起步，「現在的三代標靶藥物還沒有健保給付，所以費用非常的昂貴。」那是一兩年前的事了。

她有些動搖。她相信我，當然，也相信標靶藥物，畢竟她曾親自用自己的血肉之軀感受到標靶藥物在她身上發揮的神奇作用。

「費用大概是多少？」她問。

我約略計算了一下，對於即將脫口的數目字感到折磨，「一個月大約是一萬四千元美金，換算新臺幣大概是四十到四十四萬，如果換算成新加坡幣是一萬九千元左右。不過這藥的副作用比第一種標靶藥物更少很多。」

她的眉逐漸向中心靠攏，兩橫細眉已經透露她的心情，但我完全能夠理解。

「如果一個月要花到這麼多錢，只是為了讓我自己多活一些日子，那麼我不如將這些錢捐出去，還能救到更多的人。」她豁達的表示，她自認一生精彩無憾，只是太過留戀捨不去的親情，但她知道生命總有盡頭。

我知道她還在猶豫，便告訴她另一個可能的選擇。「這個藥在印度或孟加拉有生產，有人說是副廠的藥，就我所知，臺灣不少病人嘗試吃這類的藥，可能也有效果，重點是價格非常的親民。」

她還在猶豫，決定最後在猶豫中成形，「賴醫師，我想先回新加坡一趟，回去看看新加坡的家人。」

我理解她的思維，病程至此，也沒有百分之百可靠的治療，機會變得縹緲，它確實存在，但卻薄如糖紙，一碰就化。基於人道與倫理，我自然是同意讓她暫時離開療程回新加坡一趟。

讓我意外的是，她回去沒多久之後，又掛了號回來看診。

她從門口走進來的腳步很倉促，邊走邊急急的要從隨身的手提包裡掏出什麼來，當她坐下來時，也找到了目標物。一個白色的藥罐握在她手中，謹慎的放在我面前，「賴醫師，你說的那個副廠藥，是不是這一個？」

我不費吹灰之力的扭開瓶蓋，倒出裡頭的藥丸，那皮膚橘的長型藥丸看起來幾乎與其他病患服用的無異，根據瓶身標示內容，我算是比較確定地告訴她，是這個藥沒有錯。我心裡微微興奮，好奇的問她：「你在新加坡怎麼買得到這個藥？」

「因為我們工廠有個員工就是孟加拉人。」她瞇起眼笑的樣子，像個女孩。她說，副廠的藥價果真便宜許多，如果證實與原廠效果無異，那麼試著吃看看，其實也無傷大雅，至多就是走回安寧之路。

師姊開始服用手上那瓶副廠的第三代標靶藥物。或許是豁達，也或許是末路尚未到來，藥物為她的人生開拓一條光明大道，很快就發揮良效，讓她成為百分之二十幸運兒的其中一員！

第21章 不是藥神，是貴人

二〇一八年一部來自中國的劇情片上映，《我不是藥神》獲得金馬獎第五十五屆最佳男主角、新導演與最佳原著劇本獎，在香港金像獎與金雞獎也獲得不少獎項，是講述一名以販售印度神油維生的商店老闆從印度走私用於治療一種慢性白血病副廠藥物的經歷。這個藥是獨門藥，難以爭鋒，在臺灣市佔率之大，幾乎是佔據健保資源前幾名的藥品之一。

這部電影可圈可點，之於我而言，它不只是一部消磨時光的影片而已，同時也在我的生活中實實在在的上演過一段不算短的時光。

從鬼門關前搶救一命

新加坡師姊的故事沒有結束，副廠藥在爾後所發生的故事一樁緊接著一樁，帶來了無數個歡樂的結局，也為無數個家庭綿延幸福團聚的時光。

「師姊，你買到的副廠藥，費用是多少？」

在《我不是藥神》這部電影裡，那個慢性白血病的原廠藥價一瓶高達四萬元人民幣，但印度副廠藥卻僅需原廠藥八分之一的價格，藥價懸殊得驚人，但藥性與藥效卻幾乎相同。

而治療肺癌的這個第三代標靶藥物原廠藥自然也是相當昂貴，一個月的藥就要四十多萬元臺幣，我知道有些人也專門進口這些藥物販售，剛開始售價約略是臺幣三萬元上下（後來降到兩萬元以下），因此我很好奇，師姊透過廠內移工所購買的價格，究竟是多少？

「一萬元以下。」師姊笑了笑，我的提問似乎正中她下懷，「這個藥那麼貴，一定有不少病人會因為負擔不起而作罷，我想幫幫他們，如果有相同的病人有需要而且經濟上有困難，費用上我可以幫忙。」

這個念頭早已在她心裡成形，她也已經做足了功課，甚至問過藥廠，如果量大，藥價還可能更低。

我沒有問她所謂的量大是多少，但可見一定是一個可觀的數字。但無論如何，我都不認為能這樣佔她便宜，畢竟她得請她的移工迢迢回到孟加拉去交涉藥物，所損耗的時間、金錢與心力也是非同小可。

但她非常的堅持。幾經周旋之下，我們才取得共識，貧困病人用藥，由師姊資助，而一般病人，則以在孟加拉取得的價格購買。

那個八十三歲的老翁就有幸使用到師姊所幫忙的藥品。他的療程幾乎與師姊無異，起初第一代的標靶藥物幾乎神奇的挽救他即將垂危的生命，但兩年之後卻無奈被宣布已經有了抗藥性。

會發現抗藥性產生，那過程讓老翁受盡折磨，他的一隻手又腫又痛，我們緊急將他收治住院，起初以外觀研判，疑似是蜂窩性組織炎，也可能是壞死性筋膜炎，然而病情一直惡化，手術似乎無可避免。（圖二十一之一）

手術在眾人的周全準備下進行，但結果卻出乎意料之外。刀口一劃開，這才驚覺原來癌細胞已經侵佔了整個皮膚的軟組織，是肺癌轉移才導致傷口無法痊癒。

以當時他的狀況來看，我們認為眼下的治療機會唯有一途，就是依循新加坡師姊的療程，轉而服用第三代標靶藥物。但一聽到價格，老翁的家人頓時如喪考妣，他們的經濟狀況連平凡都勾不上邊，經濟所帶來的困頓幾乎就要將他們的生活給壓垮，遑論是支付一個月四十多萬元的藥物費用。

要是以前，我們會用盡全力，然後心碎的目送他們離去，對於自己的無能為力感到挫敗，感嘆醫療進展遠遠不如所想的周到。但是眼下時機正好，還不到山窮水盡之時。

「師姊，你可以幫他嗎？」我問。

「當然！我本來就說這費用可以捐出來給需要的人了。」師姊爽朗應允，而這句話也救了老翁一命。服用副廠的藥物之後，他的傷口痊癒了，手也消腫了，除了那道手術後所留下的疤痕，那裡沒有留下任何原本不屬於此的組織與細胞。

圖二十一之一

遇見菩薩身影

圖中的老人家因肺癌轉移，手臂的傷口無法癒合，在當時健保尚不給付第三代標靶藥物的時期，眼看他將帶著潰爛的傷口臨終，一位新加坡的師姊同樣苦於肺癌惡化，自己找尋到副廠的藥物且確定有效後，幫忙老人家支付了費用，讓這位八旬老翁得以延續一段較有品質的生命。我一輩子都會懷念這位菩薩師姊！她就如《無量義經》偈頌裡提到的「譬如船師身有病，若有堅舟猶度人」。

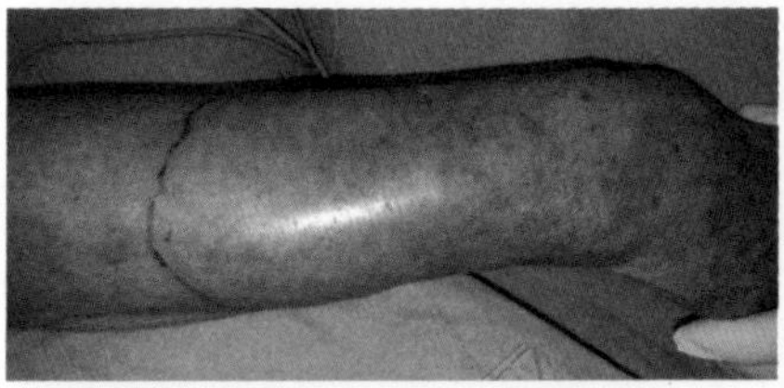

▲ 疑似蜂窩組織炎或壞死性筋膜炎。

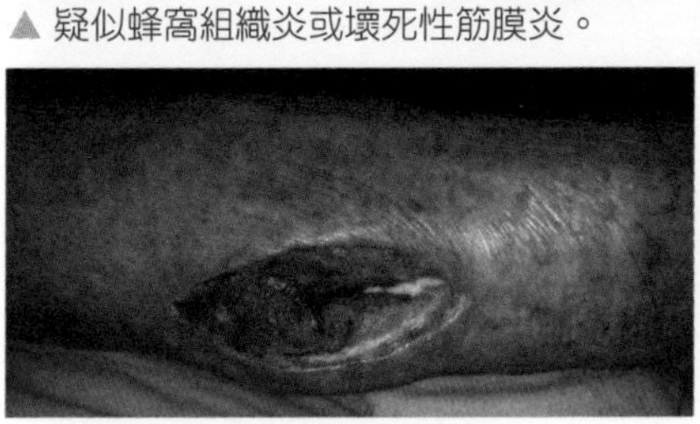

▲ 手術切開才發現是腫瘤轉移，傷口無法癒合，無力負擔標靶藥物！

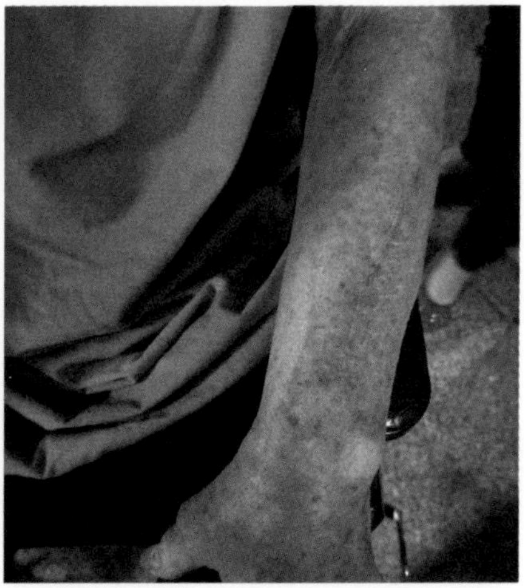

▲ 遇見菩薩身影，讓八旬老翁免於皮肉之痛。

又到了師姊從新加坡飛回臺灣複診的日子，但這一回她身上卻顯得輕盈異常，開了門與我四目交接時，歉意在她的臉上蒙上一層陰影，「對不起，這一次那邊的藥來不及出貨，可能要晚一兩個禮拜才可以收到，可以嗎？」

她的道歉讓我感到無所適從，倒不是擔心數量不足，而是這本就不該是她的責任，她把這份任務看得那麼重，甚至心生愧疚，這份壓力讓我心疼。

「沒關係、沒關係。」我急急的安慰她，希望能趕緊將她臉上的愧疚給一掃而空，「應該還足夠，你不要擔心。」

她鬆了一口氣，然後做了跟她第一次拿出副廠標靶藥物一樣的動作——從她隨身的手提袋中撈出一瓶白色的藥罐，並且謹慎的放在我的眼前，訴說她何以這一回藥物來不及出廠的原由。

她要我仔細看，這瓶藥跟以往是否有不同之處？

我在瓶身找不到任何值得懷疑的瑕疵，但卻在扭開瓶蓋之後，看見了原本應當白皙無染的瓶蓋裡面，沾上一層潑墨似的黑，彷彿有人在上頭不小心灑了加了碳粉的黑咖啡。

倒出那一顆顆明亮皮膚色的長型藥丸，雖然乍看之下無異，但只要拿出之前的藥相互比對，就可以在分毫細節之中看見魔鬼藏身其中。於是，我將觀察的總結告訴師姊：「瓶蓋髒，而且藥丸本身的顏色也有點不一樣。」

我將藥瓶舉高，明亮的光從白色的瓶子隱隱透了出來，「瓶子似乎也變得比較透光。」

「沒有錯，我認為這一批拿到的是假藥。」她義憤填膺的表示，為求謹慎，每一次對孟加拉工人拿來的藥，她都會再三確認，雖然有可能是多此一舉，但是責任驅使她必須在給錢之前檢查再三，「所以我全退回去了，新的一批要再等幾個禮拜。」

我感佩她的觀察力與縝密，也訝於原來假藥果真流通在這個救人性命的市場，即使沒有帶來任何傷害，但是毀壞人們求得醫治希望的本身，就是罪大惡極。這一回的真假藥分析並非毫無意義，爾後，我也因此破獲了另一場羅生門。

故事發生在另一名慈濟志工身上，確診是肺腺癌第四期之後，為了方便治療，她選擇在高雄自家附近的某一個醫學中心進行療程，她的主治醫師與我相當熟悉，我們隨時都能針對她的病情進行討論，起初標靶治療在她身上發揮良效，但病情控制一年半之後卻漸漸走向失控之路。

之後，她總計接受了三種化學治療以及三種標靶藥物治療，而在每一次惡化時，她就會搭上車，回來大林慈濟醫院聆聽我的建議，將她的主治醫師所提供的新型治療告訴我，詢問我是否該接受如此的療程。

治療了一年又過一年，四年之後，她的主治醫師在評估之後，不得不再一次宣告噩耗，「該用的、可以用的藥都用過了，但是現在轉移到腦部，放射治療應該能暫時緩解一些症狀⋯⋯」

她聽得出醫師的言下之意，於是提著一顆慌亂亂的心，一如往常的跑回大林來，但這一次她帶來的不僅是口頭上的意見詢問，還有一疊將近五年的病歷，懇求我為她因為肺癌而困頓的生命尋找新的出口。

我接下病歷，請她給我一點時間，要從那厚厚的一疊病歷理出頭緒，需要的是寧靜。我希望一如往常的告訴她還有可靠的方法、新的治療，但這一次我得坦承，選項之中默默的排入安寧緩和醫療。

我用了幾乎兩、三個鐘頭的時間逐一研讀，一一筆記她曾用過的藥物，起初我找不到任何可疑之處，直到她最後一次使用標靶藥物後的反應⋯⋯

「怎麼可能？不可能會是這樣⋯⋯」三個月前，她使用第三代標靶藥物，藥效短短在三個月之中就失去應該要有的作用。一般而言，若第一代或第二代的藥物失效，換成第三代應當約略還有十個月的效果，況且她還是在有額外突變基因的狀況之下，實在是不可能。（圖二十一之二）

不久之前的一幕幕在我腦中完美倒帶，望著眼前的病歷資料，似乎有那麼一個可能，如果是的話，那麼眼下的狀況或許就沒有想像中的荊棘滿佈。

「你服用的第三代標靶藥物，是原廠的嗎？」我問，心裡暗自希望她的回答是否定的。

而高雄師姊滿足了我的想像，「不是，原廠太貴了，我是去買人家進口的孟加拉副廠藥。」

圖二十一之二

真假難辨

肺癌的病友們一定很熟悉所謂的「孟加拉廠的標靶藥物」，或者又簡稱之副廠藥，其有各種黑話，白牌、黑牌、媽祖牌等等。它就像是窮人家的黑松露，帶給病人一段時間的幸福感。但是黑松露有可能也是假的！特別是自西元 2020 年初開始，新冠肺炎席捲全球，全球交通與貿易都大受影響，不只原廠藥物可能缺貨，連黑市產品都斷貨了。圖中的病人，因為買到假的副廠藥，以為治療無效，就放棄了標靶治療，經給予原廠藥物後，腫瘤迅速縮小，骨頭轉移的疼痛也明顯改善。

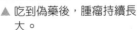

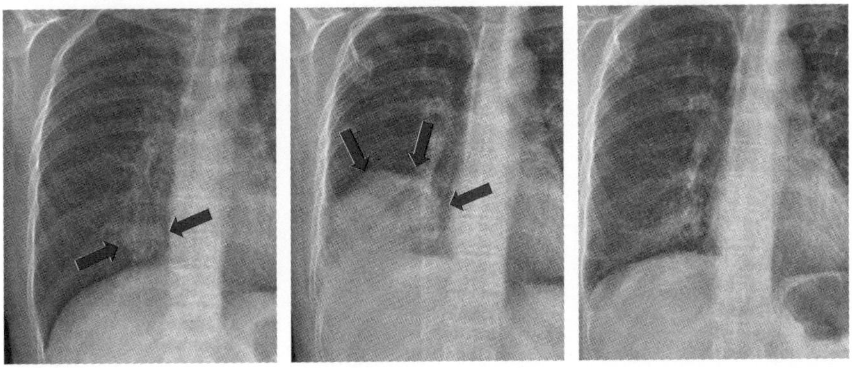

▲ 吃到偽藥後，腫瘤持續長大。

▲ 服用原廠藥後，腫瘤迅速縮小。

我請她將藥拿來給我看，只消一眼，就確認了所有的推測，眼前這些藥，無疑也是假藥！

興奮與開懷在診間裡閃耀著彈跳的繽紛火光，我請她再試試看原廠藥，結果在短暫的時間內，X光片上的肺部腫瘤開始淡化，就連腦部轉移的腫瘤也以樂觀的狀態逐步縮小。

將愛永遠遺留人間

新加坡師姊不僅嘉惠無法負擔新式標靶藥物的病人，同時也捐出新式的分子病理設備，起因在於自己在發生第一次抗藥性後，懷著惶惶不安的心等著第二次基因檢測結果出爐，那漫長的時間十足吊人胃口。

「為什麼要等到十四天這麼久？」

她的提問沒讓我感到備受質疑，我能理解，病人們亟欲想得到解答的心情，但現實卻是無奈，「我們醫院有儀器設備也有人力可以做基因檢測，但有些檢測需要更高端一點的設備，因此還是得往外送，送出去再送回來的工作天數，就耗費了一些時間。」

「我可以幫你們什麼忙嗎？」師姊明亮的眼神與她明快的個性相得益彰，「如果你們有儀器就可以快一點，對嗎？儀器的費用是多少？我可以捐！如果費用太高，我一個人沒辦法負擔，我就來幫你們募款。」

在等著抗藥突變基因檢測報告結果出來的日子，她沒有將自己的肉體與心靈閒置在病榻上，就這樣，總價接近三百萬元的檢測設備費用逐漸到位，也讓我們得以針對癌症病人設立「快速通道」，僅需要一週的工作天就能完成包含致癌基因、免疫治療生物標記相關檢測的病理報告與腫瘤分期。

比起以往，這些縮短的時間讓病人得以與癌細胞搶時間，也能縮短他們因為等待而焦慮不安的情緒。

新加坡師姊與肺癌相處了很長一段時間，也從對抗轉為共處。直到理解醫療無法再替她的疾病作任何事情時，二〇一九年十一月底，師姊決定圓滿心中對最後一程的企盼，以功德圓滿之姿進入安寧病房，安詳的走完精彩的一生。

她不是藥神，但肯定是一位貴人。直至今日，每年至少有一百五十位癌症病人因為她所捐獻的分子病理設備而得到迅速的診斷，並因此獲得精準治療的機會；師姊更協助至少約三十名的經濟弱勢病人，能以便宜的藥價得到治療，再續生命。

往生前，她甚至還特地交代孩子，一定得幫忙聯絡最後一批病人需要的標靶藥物。這批藥物也順利的陪伴有所需要的病人撐到了原廠藥物通過健保給付資格。

除此之外，她還捐出一百萬元給大林慈濟醫院。我們有許多的討論，卻沒有太多的猶豫，想著師姊對於化療的恐懼，看著門診化療室將近二十年歷史所帶來的磨損，我們決定改建門診化療室，更新老舊的環境設備，也擴充床數，以提升醫療品質與病人的就醫體驗。這錢就像是「錢母」一般，呼籲了更多的會眾，一起讓新建置的化療室更能安撫體貼每個受創的靈魂，希望即使是當時剛發病的新加坡師姊，也不會再擔心，不會再懼怕，甚至於可以在這裡獲得休息與心靈的滋潤。

她曾經的害怕與恐懼，如今已化為和風，徐徐的吹進了田中的大醫院，溫柔的擁抱每一位進入化療室的病人，即使身形已經離去，但她對癌症病人的愛，將會在大林慈濟醫院一隅永遠的流傳。

第22章 治療新法陸續問世

身體的重要器官，常常外面會包覆一層膜，想像新買的手機，總是會幫它貼上保護膜。心臟外面有心包膜，肺臟外面有肋膜，腹腔有腹膜，我們的中樞神經系統外面當然也要有腦膜包覆，裡面會有腦脊髓液。中樞神經系統何其重要，所以它有各種的保護機制，來避免外來的病原菌或內部來的癌細胞入侵，你可以想像總統府外面，除了警衛，還有便衣警察咧。理論上癌細胞應該是不容易去侵犯腦膜的。

現今我會告訴學生，腦膜轉移其實並不罕見。但是早在我剛當上主治醫師那個年代，這句話我根本就說不出口，因為確實少之又少。

肺癌的治療在西元兩千年以前幾乎只有些微進展，無論是診斷方式、治療方法，乃至於副作用的控制，都有限的令人難以直視。肺癌的病人早在腦膜轉移之前，就已經永遠的停止呼吸。

住院醫師時期，部主任曾交辦一項報告，題目內容是要研究肺癌轉移至腦膜的病程。在那個非常權威、尊上而且絕對服從的年代，有點不太願意的念頭難得的在我心裡竄出枝芽，「這種病人我可能一輩子都碰不到吧！做這個題目也太無聊了吧！」

我認為這個作業對我往後的醫涯一點幫助也沒有，畢竟就算是像林口長庚醫院這樣治療大量病患的醫院，在那個年代裡，累積一、二十年的各種癌症治療病例，也僅遇見四十多位腦膜轉移的病人。

早年由於診斷方式並不多元，且X光判別尤其困難，因此確診的肺癌病人大多已近末期，即使當代已經有化學治療的方法，但醫師大多不會太過熱中說服病人接受治療。源於當時的化療藥物毒性過強，副作用令人難以忍受，偏偏控制副作用的藥物又不夠有效，導致過程更是痛苦難耐。

那已經是很久以前所照顧的一名病人了，當時我還只是一名實習生。他的臉我已經不記得，名字也飄散在眾多的回憶之中，但是他打完化療那天晚上的畫面依舊鮮明，抱著馬桶不停的嘔吐，力氣從他的身體裡隨著嘔吐物進到馬桶，接著被完整的沖走，他頹然無力的蹲在馬桶邊，等待下一陣噁心襲來。

當時的醫療環境下，我們能做的並不多，止吐針劑一支支的打進他的體內，但發揮的效果卻相當有限，彷彿那只是一般的生理食鹽水，他依然嘔吐不止。那天晚上足足打了十支止吐劑，打到最後，嘔吐依舊不止，但卻因為針劑所引發的副作用而無法克制身體的抖動。

那些留在我心裡的畫面過於殘忍，想必這些苦痛的經驗，也不斷的浮現在他們的家人腦海中，時時刻刻折磨著他們。治療的過程太過難熬，所帶來的結局更令人心碎，因為病人最多也只不過能多向老天爭取兩個月的壽命而已。

「為了多活兩個月，卻得承擔更大的痛苦，值得嗎？」這句話反覆在醫師內心兜兜轉轉，大部分的人都同意，其實並不值得。

肺癌病人很快就走了，這也讓轉移顯得太過珍稀。但老師的交代我不得拒絕，最後仍勉強讀完相關文獻資料，並且謹慎的整理可能的治療方法，當時的結論，倘若肺癌轉移至腦膜，僅有一個勉強可靠或說是有效的治療方法，那就是直接將化療藥物打進腦膜，進入的地點可以是頭部，也可以是脊椎。

此法最為直接，但過程得小心謹慎，因為腦壓可能會隨之飆高，造成另一個難以挽回的風險，因此施打的量都得經過審慎的評估計算。一週三次的施打，醫師必須留守病人身邊，細心觀察病況發展以隨時調控藥物施打的多寡。

在做這個題目的時候，我其實壓根也沒想過，不久的將來，我會遇見醫涯中第一位腦膜轉移的病人，並且成為臺北榮總第一位使用此法為肺癌病人進行治療的醫師。雖然照了文獻的方式治療，他的生命也只能從不到六個星期的時間增加到三、四個月。

而後，我遇見的腦膜轉移的病人愈來愈多，至今，有時沒幾個月就會遇上一位。這樣的發展並非是平地一聲雷，來得令人措手不及，而是醫學進展以明顯卻又有條理的方式開花結果的成就。治療的方式愈來愈多元，也相對更可靠安全，肺癌病人的生命因此能被延長，而其中有部分病人則無可避免的走向復發之路，轉移也在此刻竄出，考驗著每一位醫師臨機應變的能力。

新型化療帶來的治療機會

過往幾十年肺癌治療的苦痛，透過無助的吶喊與喘息飄盪在空氣中，至今仍遲遲未曾散滅。部分的病人一聽見要治療，尤其是化療，恐懼就會陡然升起，緊接而來的是抗拒，那位六十幾歲的中醫師就是如此。

他是非常熱心公益的醫師，我們有幾次的機會一同參與義診。他發現左肺那顆碩大的腫瘤時，我人正在美國開會，接到消息時，錯愕將我緊緊包圍，而他說，他要等我回來討論。

回國之後，我們迅速幫他作了完整的腫瘤檢查，發現這巨大的腫瘤還有機會切除，雖然技術上有些難度，花了一點時間才將那顆腫瘤移除，表面上看似沒有任何的殘留，但我們在切下來的腫瘤中，看見血管裡頭已有癌細胞的蹤影。

「這代表復發的機率會很高。」我慎重的告訴他，肺癌經常靠血行轉移，他的情況並沒有本錢樂觀，但要說悲觀，也還太早。手術過後，勢必得進行化療，乘勝追擊將體內所殘存的癌細胞淨空。

我們一同出訪多次的義診活動，老朋友臉上的神情所透露的情緒，我已經能毫無障礙的正確解讀，此時他無須開口，表情就已經說明了他的心意，他不願意進行化療。

我們進行了一場平靜的溝通，最後沒有任何人得到勝利，只有各退一步的妥協。他雖然同意化療，但只願意口服化療藥物，對比施打化療藥物，單獨口服的效果要微弱許多。

他的配合只維持兩、三個月的時間，之後便斷然停藥了。不久之後，可以說是毫不意外的，復發緊隨在他身後，默默的侵襲了他的健康，不僅有肝臟轉移，甚至還轉移到較難遇見的脾臟與胰臟。

這一回我的態度比上次更加堅持，卸下醫師的身分，以朋友的角色勸說，請他慎重考慮接受化療。

或許是被多處轉移給嚇壞了，也或許真是被我給感動了，無論如何，他同意接受化療，而此時化療的藥物不僅比以前有效得多，副作用藥物也有了顯而易見的進展，給了他有別於想像中的化療經驗。於是在一次之後，他又陸續接受了幾次化療，終於在第五次過後，我欣喜的告訴他，有幾顆腫瘤已經消失不見，還剩下的幾顆雖然仍能在影像中看見，但我認為裡面活存的癌細胞可能不多（圖二十二之一）。

因此他又再一次的進入手術房，將那幾顆霸佔不讓的腫瘤摘除。我們將腫瘤送驗，開懷的發現，這些腫瘤裡果真沒有任何一個殘存的癌細胞！

「通常癌細胞死掉之後會被身體吸收，但這些是來不及被吸收掉的。」我說，被切下來的那些只不過是癌細胞的屍體而已，「但還是開刀拿出來，最安心。」

中醫師在手術過後，開始恢復原有的健康神色，再加上他自己專門的中醫調養，他已恢復到跟正常人一般。義診的團隊名單裡又可見到他的名字躍於紙上。而他在接受化療的當時，還不是肺癌藥物最多元的時候，藥物的效用卻已經有了顯著的進展。

緊跟在第三代化療藥物上市之後，抗血管藥物被研發出來，標靶藥物、免疫治療陸續問世，治療不再只有一種選擇，甚至還能多方組合。加上診斷愈發進步，第四期的肺癌病人已經不等於末期病人了，因為多數病人都能被列入標準治療之中，超過一半以上的病人有機會在半年不到的預期生命中爭取到一至兩年的時間以上。

所謂標準治療必須具備三個條件，首要當然是必須能看得見療效，腫瘤明顯縮小或是持平；其二是要有意義的延長生命，一定要比沒有治療或其他治療還要能活得更長；第三就是不只活得更長，還要能活得更好！必須治療的副作用足以忍受，整體生活品質會比沒治療還好。很多病人與家屬都還停留在治療副作用很高的印象中，寧可不治療，但都忽略了不治療時，疾病惡化的苦

圖二十二之一

有效的藥就是最好的藥

很多人不喜歡化療，不好的印象來自副作用大，效果又不如病人期待。但是有一部分病人對於第三代的化療仍然有很好的效果。圖中的這位第四期肺癌病患，非常罕見地轉移到胰臟尾端，連帶侵犯至大部分的脾臟（左圖），意外地對含鉑化學治療有神奇的效果，經過五次化療，腫瘤明顯縮小（右圖），最後手術切除的病理組織，竟然也看不到任何殘存的癌細胞，追蹤超過十六年沒有復發，認定是根治個案。

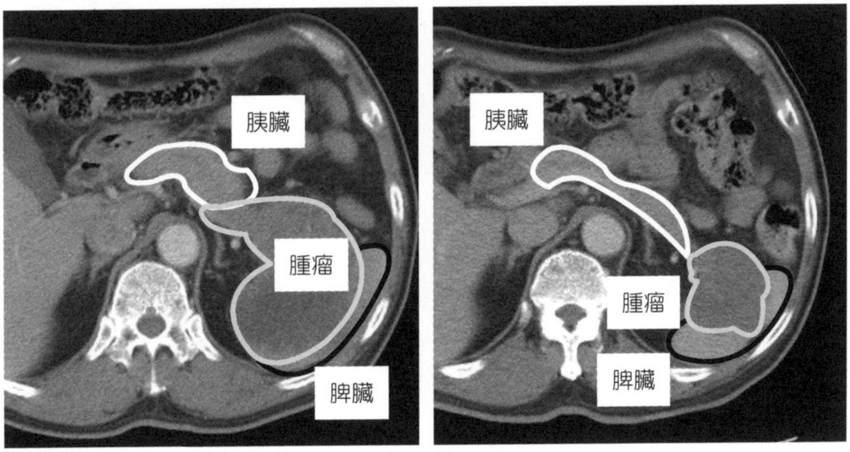

痛，未必能完全用藥物減緩，常常比治療副作用更嚴重呢。其實以目前藥物的進步來看，會列為標準治療的處方，有治療會比沒治療的生活品質還好。

醫學的進展隨著歲月的堆疊，也持續增高了我們對肺癌治療的信心與成果，以至於今日再遇見肺癌病人，身為他們的診治醫師不會說：「為了多活兩個月，卻得承擔更大的痛苦，值得嗎？」反而更符合實際的，應該是：「有更大的機會生活得更好，而治療期間，你看起來可能跟正常人沒兩樣呢！」

第23章 進展顯著的化學治療

第三代的化學治療（一般通稱叫「化療」）問世，無疑為許多病人帶來福音。過往診斷肺癌第四期的病人，在接受第三代化療之前的化療藥物，平均能存活超過一年的病人，僅有百分之十，多數約六個月左右就與世間永別，且治療副作用並不好受；第三代化療藥物使用，能使肺癌第四期病人超過一年存活率提升至百分之四十，其中最為關鍵的，包括了治療效果的增加與副作用的減少，過程顯得比以往還要輕鬆許多。

這是化療的里程碑，也是專科醫師們對於肺癌治療開始產生足夠信心的關鍵時刻。而後許多能與化療搭配的輔助藥物與治療方式陸續問世，更讓化療成為眾多標準治療的方式之一。

標靶藥物並非萬靈丹

我無奈的看著她，心想著該如何勸慰她，其實化療並沒有她想像中那麼恐怖，也想著該如何告訴她，標靶藥物並不是萬靈丹。

「我不管，我不要做什麼化療，現在不是有標靶藥物嗎？聽說很有用，為什麼你不給我吃標靶藥物就好……」她看著我的眼神有著控訴，還有更多的堅持，「要我接受化療，那不如讓我死了算了！」

最後她撂下了一句狠話，頭也不回的離開。但她為自己的治療做的爭取並沒有就此落幕，她請在大林慈濟醫院工作的弟弟來說服我，萬萬不可讓化療接近她。她對化療的恐懼，即使是赴死都願意。

而後，我一如她的堅持，給了她所夢寐以求的標靶藥物，那是大約第一代針對表皮生長因子受體的標靶藥物剛問世沒多久的年代，藥廠帶風向的宣傳，好像是全臺灣的肺癌病人一被診斷都應該使用它一般，彷彿沒開這個藥給病人就是落伍或是失職了。三週之後，影像冷冷的替代我的苦口婆心，告訴她腫瘤完全沒有縮小的跡象，我的開口，只是再次宣告標靶藥物並沒有在她身上發揮她所想像中的神奇療效。

對我而言，這三個禮拜的治療並非徒勞無功，至少我讓她相信了並非標靶藥物就是萬能，治療必須綜合評估，無論是癌別、病況或是病人本身的身體承受度。

在宣告療程失敗之後，她開始喘了起來，是急性的肺栓塞，於是我們的治療稍微轉了個彎，先除掉腫瘤身旁的殺手，再來料理這個惡霸好了。幾天用藥之後，血管通了，她也不再喘了，也在這個時候終於願意相信我的專業能夠給她一個舒服暢快的身體。

趁著醫病關係的建立，於是我再度嘗試開口，「針對妳的肺癌，我們嘗試看看化療好嗎？」她的眼神就像暴風雨即將襲來的模樣，平靜卻又危險，但我知道，那是恐懼的化身，於是放低姿態，低調的說：「一次就好，我們可以先試一次，不舒服可以隨時停止。」

我感謝她的正面回應，雖然是極為勉強的同意，但這個機會我們可得緊緊握住。而化療藥物也沒讓我們失望，就這麼一次的化療，在短短二十一天的時間裡，腫瘤幾乎完全消除！（圖二十三之一）

抗血管新生藥物所帶來的助力

藥物的成效，就像一雙合腳的玻璃鞋，端看身體是否能與之契合，方可決定是否能完美的化作體內癌細胞的天敵。

許久以來，化療承擔過往數十年所累積的原罪，讓人避之唯恐不及，直至近年來藥物的進展有了顯著成效，才讓這些恐懼被一一破除。其中，搭配化療的抗血管新生藥物的發現，更為化療添上一對得以展翅飛翔的翅膀。

當那名來自加拿大的慈濟師姊在標靶藥物產生抗藥之後，我們能再為她做的，就是化療。

在歷經第一線的標靶治療產生抗藥性之後，她的肺癌細胞已經轉移至腦膜。面對腦膜轉移所帶來的急速惡化，所有人的心就像綁上一塊巨石，不斷的向下沉到海底深處。失落其來有自，腦膜轉移的病情惡化少有例外，平均四至六個禮拜就可能會走向死亡，也正因為惡化的速度快到令人措手不及，

圖二十三之一

標靶藥物也不是萬靈丹

曾經有一段時期，不管病人或醫師，碰到第四期的肺癌病患，就用標靶治療！時至今日，仍有病人堅持只願意接受標靶藥物。其實研究已經證實不適合標靶治療的肺癌，堅持使用標靶藥物會比改用化學治療藥物來得更不好。這樣的病人有時候得等到治療失敗，甚至於危及性命，才願意嘗試化療。圖中的病人只願意使用標靶治療，三個星期當中，腫瘤非但沒有縮小，還併發肺栓塞，差點連命都沒有。幸運的是她及時「讓步」，只進行一次化學治療，腫瘤在三週後竟然消失殆盡。

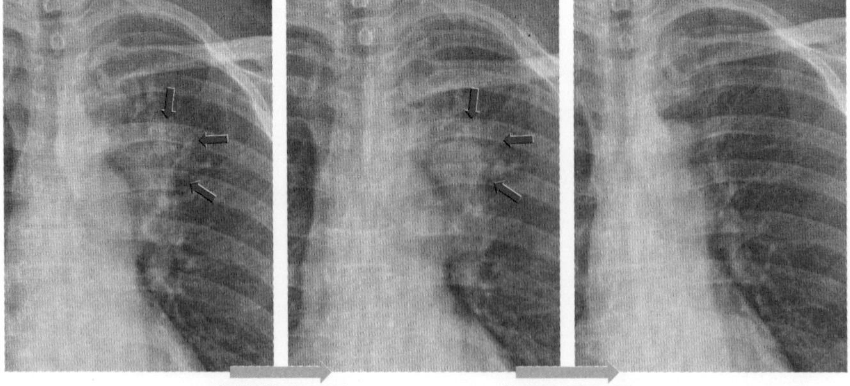

因此家屬往往不能接受，控訴醫院何以病人清醒而來，最後卻以冰冷的軀體返回家中。

但她的生命之火並不願就此熄滅。我們嘗試讓她服用新的第三代標靶藥物，這個決定有點孤注一擲的意味，如果能擊中那難能見得的靶心，轉機就可能會翩然到來。

而這個決定，果真成功的讓她的病情獲得控制，人不僅從昏迷中清醒，甚至還有好長一

圖二十三之二

血管新生也是腫瘤的命脈

血管新生是腫瘤的命脈。腫瘤在 0.5 公分以下，就有能力產生新的小血管，就像搭船遠颺，四處轉移。因此在肺癌的治療上，加上抗血管新生的單株抗體，有時會達到更好的效果，特別是肋膜積液，肝臟轉移，或者是腦部轉移產生的水腫。圖中的病患，在接受標準的化學治療後，肋膜積液不減反增（箭號），病人愈來愈喘。同樣的化療處方，再加上抗血管藥物後，只使用了一個療程，肋膜積液就大幅減少，也大大改善了症狀。

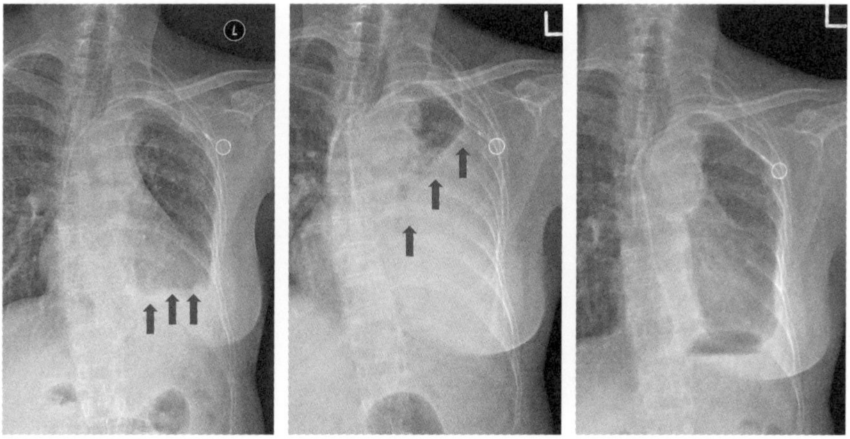

段時間能協助先生打理事業。但我們沒讓她的用藥就此停留在孟加拉副廠藥，在安穩控制的過程中，仍不斷積極找尋能夠對她病情有所幫助的治療，化療就是一個選項。

抗藥性在治療上始終都是最令人為難的波折，為了避免或延緩抗藥性的產生，多會以不同治療組合進行，一如同樣是化療，可能會將兩種化療藥加在一起使用，又或者將化療與免疫相互搭配，當然，我們也喜歡化療與抗血管新生藥物的組合。

一次在準備一場演講時，我意外的發現，二〇〇四年無疑是極有意義的一年，因為這一年上市了許多神奇的藥物，其中有幾個藥至今都仍是醫師們心中最願意開給病人使用的良方，抗血管新生藥物就是其中一種。

腫瘤在體型不大的時候，就有本事讓血管增生，目的是為了能輸送癌細胞出去，並引入養分壯大自己，但這些血管就像私人鋪設道路，雖然得以通行，但鋪設極其簡陋。

抗血管新生藥物可以抑制血管內皮生長因子，而且幫助血管變得更穩定、更正常，因此在搭配化療時，這些原本被做來暗渡陳倉的道路，瞬時就成為化療藥物的羅馬大道，藥物不僅能直接灌到腫瘤裡，同樣也針對腫瘤缺氧會長得更快的特性，在血管暢通無礙之後，腫瘤內部就會因為降低缺氧而無法持續成長。

化療搭配抗血管新生藥物，幾乎可以說是第一個讓肺癌第四期的病人能有機會超過一年存活率的絕佳組合。雖然健保並未給付，需要自費支出，但許多時候，我們都樂於建議使用此法。

來自加拿大的這位師姊在使用標靶治療產生抗藥性之後，轉換至化療仍無法即時將病情控制下來，肋膜積水似地泉般不時湧出，於是我們加上了抗血管新生藥物的使用，也成功讓所有劇烈波動的指數恢復平穩。（圖二十三之二）

有些化學治療會有較特別的副作用，例如膚色變黑的問題。少數化療藥物如愛寧達在使用一段時間後，會讓膚色變黑，特別是皺摺處，臉色因為黯淡而看起來更差；而像歐洲紫杉醇（Docetaxel，又名 Taxotere），則可能會帶來指甲發黑、過敏等反應。不過這些皮膚與指甲面上的副作用，只要停止療程後，就會逐漸恢復正常，無須過於擔憂。

化療的使用如今已相當普遍，經常地，使用標準療程後，可以帶來令人雀躍的好消息，如今抗拒的人不再那麼多，但在進入療程之前所該有的提醒，包括葉酸的補充，飲食注意事項，甚至於皮膚發黑的副作用，我仍然會一點不漏的先給予告知，以免千辛萬苦擊破的恐懼之網會再度秘密織起。

第24章 放射線治療

它很聰明，知道自己若是停留在原地，沒有任何的攀附，我們就能輕鬆的將它與肺部切離。於是它不斷壯大自己，讓自己更靠近那一節節硬邦邦的地方，想像自己是株蔓延的藤，唯有順著枝幹攀爬，才有可能霸佔更廣闊的地盤。

經過了漫長的一段時間後，它達成目標了。嗤嗤竊笑著在這段日子以來，沒有人發現它，遑論察覺到它的行動，於是它順著目標物向上爬，途中不斷釋放出腐蝕物，它惡狠狠的想，它要在攀升的同時，也毀了這裡。

以高能量放射線摧毀癌細胞

見到他的第一眼，我就對他留下深刻的印象，因為當今這個年代，已經甚少有人會把鬍鬚留得這麼長，他的鬍鬚一路順著脖子、胸膛，末端停留在肚臍處，面對我訝異的眼神，他說這鬍子還會繼續留，他並不打算修剪。

他才五十幾歲，卻蓄著一把飄逸的鬍，那幅畫面如今想來仍覺得衝突。見到他第一眼並因為他的外表感到詫異的那一刻，我與他都渾然未覺，其實他身體裡面也正在上演一場極為爆裂的事故。

他說他的背很痛，又說自己是名工人，做的不是細活，而是體力吃緊的粗重工作。他本以為背部的疼痛是來自長期的工作傷害，忍過一天又一天，直到最後終於受不了才就醫，替他診斷的醫師告訴他，是肺部的腫瘤在作祟。

我在心裡輕聲嘆息，諸如此類的相似故事，我已經遇見太多了，那些看似工作所造成的疼，運動所累積的痛，或是像我阿姨那樣誤以為是滑手機造成的肩頸問題，實在太多了，就像一條看不見終點的河面上，每隔一段距離，就會出現一座攔河堰，攔下的盡是生命的泉源。

診斷隨即展開，第一印象猜想必然是骨頭轉移，但它體內那顆腫瘤卻不肯依循軌跡。影像告訴我，它的肺癌並未轉移，是腫瘤不斷增生並靠近脊椎骨後，一口一口的吃進了脊椎裡。

如果只是顆落單的腫瘤，或許我們能直接以手術切除，但他的狀況卻不容許我們這麼做。

「這個就算是動手術也拿不乾淨，除非我們要連脊椎骨一起挖掉。」他眨眨眼，我猜他心裡也在吶喊不可能，但是說了這句話之後呢？在不可能之後還有更好的方法嗎？他想問，但想了想，還是靜心等我回答。

我仔細觀察，樂觀與悲觀同時襲來，好消息是，確定沒有轉移到其他地方，壞消息則是我們肯定是無法仰賴手術把腫瘤清除乾淨的。眼下能做的，必須要更有耐心。

我決定除了化療外，還為他安排放射線治療，也就是俗稱的「電療」，但現今希望大家簡稱為「放療」，因為「電療」總讓人聯想到電擊椅那種刺激恐怖的感覺，與實際差異太大。有別於化療、標靶藥物以及免疫療法等屬於全身性的治療，放射線治療則為局部治療。就癌症治療而言，放射線照射可以達成兩個效果，一是緩和性治療，當腫瘤壓迫或侵犯器官而產生疼痛時，放射線治療能有效控制局部的腫瘤以緩解疼痛；另一個功用，同時也是這位男人眼下最需要的，即是根治性治療。

我告訴他，利用高能量的放射線可以摧毀體內的細胞，防止細胞持續的生長或是分裂，而生長分裂快速的腫瘤，受放射線傷害的影響更大。加上新的儀器設備，只要縝密規劃照射範圍，對正常細胞造成損害的比率是可以壓到最低。

許多病人也憂心放射線治療會在體內殘留，尤其是家有幼兒的病人更是擔心因此而無法接近小孩。但這些顧慮都是多疑的，治療期間身體並不會殘留輻射，可以正常跟家人朋友接觸互動。

除了放射線治療，為了避免癌細胞已經隨血流移動，因此我還搭配化療一同進行。

兩相結合的治療效果在男人的體內發揮一加一大於二的良效，一段日子之後，腫瘤明顯縮小了，吃進骨頭裡的癌細胞似乎也幾乎要消失不見。因此在密集追蹤之後，我決定更換作戰策略，這一次，我決定要和它體內的腫瘤正面迎戰！

開刀之後，我樂見脊椎處的癌細胞一如所想的滅絕殆盡，眼前的路就像雨後的風景，一切明朗。在此之後，他固定追蹤回診，直至今日，一切安好，鬍鬚也愈留愈長，彷彿象徵著他的生命也能一日日的往未來前進。

莫名的放射線記憶

有別於前一位男人的幸運，我眼前的這個女人在抗癌的過程要坎坷得多。她的腫瘤並不安分，甚至突破腦部的層層關卡，鑽進裡面安然生存，面對她這一顆轉移到頭部的腫瘤，我們決定以放射線治療與之近身肉搏。

放射線治療雖然不會在體內留下輻射，但卻會讓照射處的髮絲整片的掉落。頭髮是很多女人的第二生命，看著自己一頭秀麗長髮失控的離去，她內心微微湧起酸楚，可是想活下去的堅強很快就將這些負面的情緒給強壓下去。

放射線治療的過程一切順利，也達到不錯的效果。我讓她休養一些時間，備足體力準備應付緊接而來的療程。在那個剛進入標靶治療的年代裡，基因檢測還沒有一定的流程，而標靶藥物的治療也還不是第一線就可以用。在報告已經向我們顯示，確定找到了突變基因，這就代表接下來她就能進行。

正式服用標靶藥物之前，她的頭已經長出了短短的捲髮，就像一張黑網蓋住了那片火燒之處，長出了柔細的髮絲，同時也讓她長出了更多的自信。我再三向她保證，標靶藥物的治療即使有些副作用，但應該也不會是掉髮，她可以繼續呵護那一頭好不容易長出來的頭髮，讓它們留到自己喜歡的長度。

但「放射線記憶」卻將我的話回拋到我身上，狠狠的打了自己的一記耳光。

她回診時，頭上還是戴著毛帽，這是她幾個月前作放射線治療的標準裝備。走到我身邊來時，她一臉苦喪，邊拿下毛帽，邊問：「為什麼吃標靶藥物還是會掉頭髮？」（圖二十四之一）

那個曾經因為放射線治療而掉髮的區塊，在突然之間，又突然的與她揮手相見，彷彿眼下正在上演時光倒流，她進行的不是標靶治療，而是放射線治療。

「不可能……」我看著電腦螢幕上所記載的用藥，很確定這類標靶藥物並不會有明顯掉髮的副作用。回過頭再去看她的頭，她的落髮並非散無分際，而是像被剃頭般才能切齊的掉髮稜線，我不禁笑了，笑嘆自己話說得太快，面對療程的平順，渾然忘卻這機率之低，卻仍有可能發生的

「副作用」。

「這叫放射線記憶。」我說，這是身體的誤判，誤以為現在的抗癌治療是之前做過的放射線治療，「這種狀況真的很不常見，大部分是在放療一段時間後，接受敏感的化學治療，但偏偏有些病人就是會遇上這類奇奇怪怪的事情，你就是其中之一。」

明白只是藥物短期的副作用後，她才勉強露出一抹笑，但仍執著的問道：「那頭髮什麼時候可以再長出來？」

確切來說，問題應該要是：「放射線記憶什麼時候才會失憶？」、「身體什麼時候才會記起來現在並不是在做放射線治療？」

圖二十四之一

放射線的記憶效應

放射治療會造成持續性的效果或傷害。很早之前，醫療上就發現，放射線照射過的部位會有記憶效應，比如說子宮頸癌的病人，經過放射治療後一段時間，若後續接受了化學治療，原先照射的皮膚部位，會出現像放射性皮膚炎的表現。

肺癌病人的肺葉若先前有過放射治療，之後一段時間再給予化學治療，有些會發生放射性肺炎。圖中這位肺癌病人原先因為腦部轉移，接受腦部放射性治療，頭髮掉光之後又長回來。未料後來在接受標靶治療的期間，原先照射部位的頭髮又再掉了一次，病人等到第二次長髮時才跟醫師陳述這個標靶治療引起的放射線記憶效應。

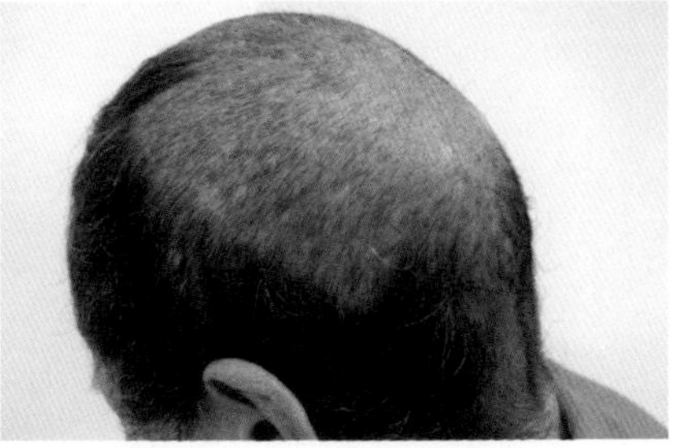

這個問題，我無法給出肯定的答案，只能安慰與期待的告訴她：「頭髮生長有一定的週期，應該不會太久。」

她緩緩的把毛帽給戴了回去，希望標靶治療帶來的效果能沖淡這掉髮所給她的新困擾。

第25章 免疫療法

他在診間外暴跳如雷，嚷嚷著他不知道治療的費用竟是如此高昂，如果他早知道打入體內的藥物是如此天價，一開始他就會斷然拒絕，即使會拼上這條老命，他也不願給女兒和女婿帶來那麼沉重的負擔。

我與診間護理師無奈對望。我不由得回憶起他剛來的時候狀態並不好，連要強撐自己起身都略顯困難，遑論中氣十足的大喊大叫。看見他現在這番有力氣，我應該要開懷的，但眼前的這一切的失控都是我的錯，我一時忘了與他女兒以及女婿的約定，毫無疑慮的就將批價單拿給了他。

新型免疫療法問世

時間倒轉到三個月前，那是他肺癌狀況最嚴峻的時刻，他的鱗狀上皮細胞肺癌原本就棘手，不僅化學治療的效果有限，也沒有標靶藥物可供治療，癌細胞肆無忌憚的在他體內四處亂竄，但我們卻拿它一點辦法也沒有。

眼下病情已經擴散到身體多處淋巴結，無須精密檢查，只消用肉眼、觸摸，就能感覺腫脹淋巴結的存在。但每次都陪著他不斷回診、住院的女兒與女婿仍然不願放棄，在他們的心中仍希冀著奇蹟能夠出現。

「賴醫師，我朋友跟我說，現在有一種免疫療法可以試試看。」老人的女兒開口時，我感受得出，她對於新式療法的內容並不理解，但她的眼神卻相當的篤定，如果能帶來一絲的機會，她相當樂意讓父親嘗試這個聽說來的療法。

對於免疫療法，我自然欣喜樂見。

如今正式被認可的免疫療法已經來到第二代，而當初此療法之所以開始被發現得以使用，來自於研究人員發現癌細胞周圍總是有免疫細胞在旁徘徊（圖二十五之一），它們安安靜靜的圍著癌細胞，就像是條平靜無波的護城河，全然忘了自己面對的是敵人，應當拿起刀槍大舉攻擊。

於是人們開始展開調查，推論逐步成形，他們認為免疫細胞之所以沒有展開攻擊，只是靜靜圍繞，有兩種可能。

其一，這些免疫細胞是癌細胞所馴養的雙面間諜，癌細胞會分泌一些介質，讓免疫細胞聚集，他們不但不會交戰，反而攜手合作，藉由彼此的交互作用，增強癌細胞本身的力量，助長它更為成長茁壯。

其二，免疫細胞或許並沒有被癌細胞給收買，但循著敵人的氣味前來之後，癌細胞的善於偽裝，讓它們難以分辨眼前就是敵人。免疫細胞滿頭問號，遲遲不肯離去，但卻嗅不出邪惡的端倪，無法光明正大的將之繩之以法。

「這原本屬於身體調節的功能之一，叫做免疫檢查點的功能。」我向這一家人解釋，好比當身體受外來細菌入侵時，通常會引起發炎反應，白血球趕過來將細菌緊緊包圍，在槍林彈雨中，正常的細胞可能表達一些調節因子，讓殺紅了眼

圖二十五之一

圍在腫瘤旁邊看熱鬧？

體內的免疫細胞除了對抗外來的細菌等微生物以外，也承擔消滅體內叛變的癌細胞重責。可是在醫學上，我們在癌細胞周圍常會發現有免疫細胞在旁徘徊，卻未完成任務。現在我們知道一部分原因在於免疫細胞無法認出癌細胞，而屬於第二代免疫治療的免疫檢查點抑制劑，可以幫忙免疫細胞認出並攻擊癌細胞。

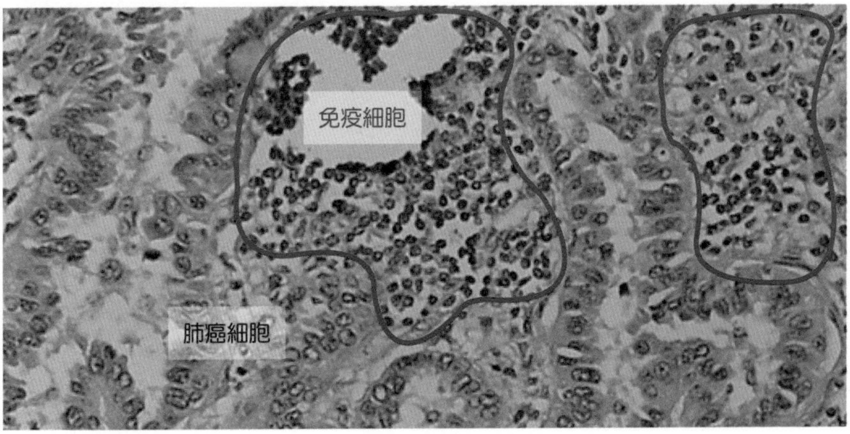

的免疫細胞依然能明辨周邊的正常組織，才不至於誤傷同胞，「同樣原理，癌細胞也會借用這種功能，想像是拿一個假護照來矇騙免疫細胞，讓免疫細胞認不出它們原本的真面目。」

「第一代的免疫療法是利用各種增強免疫細胞數量的方式，但後來臨床發現，援軍來得再多也沒有用，因為癌細胞的偽裝實在太過高明。」我告訴他們，現在較為可靠的免疫療法是第二代，針對檢查點進行克服，利用單株抗體將癌細胞所有一切的偽裝擋去、卸下，撥開免疫細胞眼前的迷霧，讓免疫細胞能看清對方的真面目，進而群起圍攻。

我直接了當的表示，任何療法都有其不可對抗之因素，並非所有病人接受此療法都能達到心之所望的療效，但一旦有效，那麼效果將會令人驚豔，「畢竟免疫細胞都已經來到癌細胞的家門口了，只要它們能看得清，就能即刻發動攻擊。」

顯而易見的效果

我建議，如果想嘗試，也許可以先看頭幾個月的療效，再後續判定是否產生效用。他們愈聽，愈是興致勃勃，但是我卻沒有跟著他們高昂的情緒起伏而登上希望的雲端。

當時免疫治療沒有健保給付，費用要價不菲，每個月的花費要到將近二十萬元以上，如果證實有效，可能要持續一至兩年的持續治療，才能確保病情穩定。這將會是一筆龐大的醫療費用，對於多數家庭而言，無疑也是極為沉重的負擔。

費用將許多對免疫治療產生興趣的人，推往緊閉門扉的另一邊，只有少之又少的人願意起身敲門。但老人家的女兒，敲在門面的力道又重又急。

「既然眼下已經沒有其他治療辦法了，那麼我們就嘗試看看。」她看著先生，得到了一模一樣的懇切。

兩雙看著我的眼神很堅定，這股力量也讓我不禁點點頭，同意進行療程，「免疫有沒有效，前三個月可能有個譜，如果有效，會有六、七成以上的好消息。」

如果沒有效，我們可以斷然停止療程。但這句話我沒有說出口，就怕會因此而打擊眼前高昂的士氣。

他們說，醫療費用的負擔自己會斟酌考量，此療程唯一的但書，是絕對不能讓老人家知道費用的多寡。

我點點頭，無須多問便心知肚明，面對如此難以親近的價格，且是否能產生療效還是未知數的治療，若讓老人家知道了，肯定比面對自己的病情更加憂心忡忡，擔心自己會成為女兒與女婿的包袱。

我把這件事情記在心裡，並且迅速安排展開療程。或許是孩子們的孝心感動天，也或許是老人的身體早就在醞釀反抗的氣力，免疫療法在第一個月就獲得了顯而易見的成效，而且幾乎沒有帶來強烈不適的副作用。

下個月再回診，老人的氣色明顯的紅潤許多，走起路來更有氣力，看著他胸膛的起伏也如此穩健，我感到相當欣慰。

「賴醫師，你給我用的藥到底是什麼？怎麼這麼有效！」他朗朗的笑著說，短短一個月的時間，他感覺自己無論是在體力或是精神上，都有了難以忽視的進步。

他邊說著，我邊打開影像檢查報告，並利用這些黑白影像向他證實，他的感覺並非是一場心理安慰，而是實實在在的有效治療，不僅腫瘤消掉大半，就連原本用觸診就能摸得到的淋巴結，也安分守己的退縮到幾乎不見。

在這樣的信心推助之下，我們進行了第二劑的施打，這一劑的效果，更加地增添了明媚風光，之前淋巴大起來時所做的切片傷口，原本遲遲未見癒合，甚至因此而產生潰爛，但這一劑的免疫治療，讓原本糜爛的傷口結痂癒合，也長出了美麗的粉色新肉。

斷藥後的奇蹟

他的體能狀況幾乎已經快要恢復到生病之前的模樣，於是第三個月的回診，他婉拒女婿的體貼接送，直說著：「我現在身體都好了，可以自己騎摩托車去看醫生。」

在他的再三保證以及推卻後，女婿只好依他所願，看著他跳上摩托車，讓吹動他髮根的風伴著老人家一路到醫院來。而我就在這次的診療之後鑄下大錯——忘了不能讓老人家知道醫療費用，卻將批價單直接交到他手上。

到了批價櫃臺聽到支付費用之後，他氣壞了，直嚷著他從不知道醫藥費那麼貴，他拒絕付款，也拒絕領藥，一邊氣呼呼的說著自己不要治療了，一邊打電話給女兒，將手機視作麥克風，一陣痛罵在醫院的批價大廳響起了綿延不絕的回音，從地板彈跳到廊柱，再彈回我的診間裡來。

一通電話撥了進來，是老人的女兒。

「賴醫師，真的很抱歉，造成你們的困擾。」她在向我道歉的時候，我反而更急著想跟她說對不起，但她沒等我將話說出口，又搶下發言權，「藥先幫我們留著，我先生正趕過去付款，也會好好安撫他。」

一陣混亂之後，老人家仍舊氣憤難平，他的氣，並非全是家人的隱瞞，有那麼一部分是氣自己，怎麼能替家人帶來如此深沉的負擔？

最後，他同意接受第三個月的治療，但也信誓旦旦的撂下狠話：「這是最後一次了，之後我再也不做這個治療了。」

沒有人能夠說服他，即使他身體因此而產生無可挽回的變化也不能。往後，他每三個月回診一次，中斷免疫治療至今也過了一年有餘，可喜的是，他體內的癌細胞已不知退守到哪裡，而免疫細胞則持續高舉著勝利的旗幟。

我得坦言，很少能見到效果如此之好的病人，而他讓我見證了一場難得可貴的成功治療。

第26章 與死神爭搏

目前較具成效的免疫治療是藉由喚醒自身的T淋巴細胞，以抑制癌細胞上的**PD-L1**與免疫細胞的**PD-1**的不正常結合，再進一步讓自身的免疫系統殺死癌細胞。

臺灣在免疫治療的使用上稍晚了國外一、兩年的時間，由於價格昂貴，而且免疫療法的有效與否又缺乏夠準確的預測標記，因此，雖然免疫療法剛上市時有提供恩慈方案讓病人申請，但名額有限，使用的人並不多，大多是因為已經走投無路，那位同仁的爸爸就是其中之一。

最後一個治療希望

他體內的那一顆腫瘤極其險惡，是個擅於玩捉迷藏的高手，它小心翼翼的躲在骨頭重疊的影像後面，幾乎沒有露出太多的身軀，很容易就會讓人給忽視。要不是我們細心的瞧見一截微乎其微的衣角，他可能連接下來的數種治療機會都沒有。

上天給了他治療的機會，從健康檢查發現可疑蹤跡之後，長達四年的時間裡治療方式換過一種又一種，短短時間內，就累積豐厚的病歷資料，包含三種標靶藥物、七種化學治療。

然而他體內的癌細胞口味挑剔，每一種治療方法都沒能得到太長久的青睞，總在短短時間內就失去療效，因此在幾年的時間內，面對肺癌治療，他幾乎可以說是吃上了滿漢全餐，上天似乎太粗心大意，少給他一些象徵治癒的調味料。

我們只能眼睜睜的看著他體內的腫瘤肆無忌憚膨脹變大，大聲向我們宣示它已經佔據了這一切，正在等待一個玉石俱焚的時間大限。

每次看著那一圈免疫細胞圍在癌細胞周邊，我心裡就很不是滋味，不斷問著：「你們這些免疫軍團到底是瞎了眼，還是背叛了主子？」我想求它們發揮作用，但是祈禱總是徒勞無功。

免疫療法藥物上市的時候，無疑是給了我的祈禱增加助力，但我仍不能輕舉妄動，畢竟是否願意接受新式治療，不是醫師說了算，病人不是我們的人體實驗品，他是有血有肉有心智，活生生的人類。

這是一個太過新穎的治療，要嘗試跟他解說，我自己得先做足功課。然而好在他的女兒也是醫護同仁，因此對於醫院的治療與醫師的決定，他始終都抱持著信任與尊重的態度。他知道自己的治療已經走到了絕境，若不選擇免疫療法，他能夠走往的方向，唯有安寧緩和醫療。

「新藥上市都會開放恩慈療法的申請，藥物免費提供，醫藥費無須擔憂。」我也坦白告訴他，雖然無須憂慮經濟負擔，但新藥可否帶來一線生機，可沒有人能給予永遠的保證。

每一道光的背後，總有陰影，免疫治療雖能為病人帶來生命延續的希望，但在使用的過程中，仍不免會引發副作用，最常見的副作用是疲累、腹瀉或是起紅疹，另一方面則會因為攻擊內分泌系統，造成賀爾蒙的改變，因此而有血糖不穩定或是產生甲狀腺機能亢進、低下的狀況；而最嚴重的狀況，則是引發重要器官的發炎反應，腸胃炎、肝炎都可能發生，而其中最棘手之一的，莫過於是引發「間質性肺炎」。

間質性肺炎是我們最不樂見的副作用之一，正是因為它一旦發生，病人可能會因為呼吸衰竭而危及生命。

難纏的間質性肺炎

在肺癌治療的過程中，由藥物引起的間質性肺炎，我們並不陌生，尤其標靶藥物也會引發這樣的副作用。

那個咳著血來求診的七十二歲老翁就曾面臨間質性肺炎所帶來的嚴峻考驗。我們為他的肺腺癌第二期開刀，並搭配輔助性化療，一段好光景之後，腫瘤還是不留情面的復發了，於是他接著進入標靶治療的療程。

起初一切都好，但間質性肺炎就像一場午後雷陣雨，下得既突然又滂沱，來勢洶洶令大家都措手不及，短短三天的時間他的性命幾乎就要被死神收割。我們趕緊使用高劑量的類固醇，才幸運地在短短一週內將他的靈魂從死神的鐮刀邊緣搶救回來。

許多人對類固醇避之唯恐不及，甚至懷有類固醇恐懼症，舉凡一切與類固醇相關的藥物，總是像見到鬼魅一般，避之唯恐不及，認為這個俗名為「美國仙丹」的藥物，雖然起初能帶來良效，但卻會帶來更可怕的副作用。

「類固醇並不是萬惡不赦，只要在適當的時機使用，並且留意副作用的可能，就可以安心使用。」我常常對有類固醇恐懼症的病人與家屬如此勸說。

在面對許多突如其來的疾病上，類固醇扮演著猶如強心劑一樣的角色，尤其在間質性肺炎發病時，當病人血氧開始向下探索就趕緊給予類固醇，不僅能即時挽救，也能產生不錯的預後效果。

免疫療法同樣也有一定的機率會引發間質性肺炎，雖然標靶藥物所引起的間質性肺炎較為好處理，但我們已經有了長年使用標靶藥物所得的經驗，如果在進行「免疫療法」時真的不幸遇上，也能緊急應對。

同仁的爸爸聽了我的全盤解釋，即使瞭解自己可能會面對那麼多的不確定性，但仍然很快的就做出決定，他願意接受免疫療法的治療，未來是好是壞，他都做好了接受的準備，希望我們可以盡快替他申請恩慈療法（※註）。

短期內的神奇藥效

免疫的藥物緩緩的打入他的體內，奇蹟並沒有在第一時間就膨脹，壯大的反而是癌細胞，眾人的心隨之下沉，但我縝密的評估後，認為還不到沮喪的時刻。

「免疫治療中有一種狀況叫做偽惡化（圖二十六之一）。」我將說話的速度加快，希望信心能早點在他們的心中燃起火苗。但我依然謹慎，盡可能的讓內容平實好理解，「腫瘤乍看之下會變大，那是因為原本圍繞在癌細胞周圍的免疫細胞都攻進去了，所以戰場才會變得又大又擁擠。」我說，現在那裡肯定廝殺激烈，要斷定勝負，還得由時間來斷定。

我們屏氣凝神的耐心以對，果真在第三個禮拜時，腫瘤已近乎神奇的速度不斷向內縮擠，當六個禮拜後兩個療程結束之後，我們這才露出了笑容。

※恩慈療法（Compassionate Treatment）係指病情危急或重大之病人，其於國內無任何可替代藥物供治療，或經所有可使用的治療仍沒有反應、疾病復發，或為治療禁忌等，而申請使用經科學性研究，但全球未核准上市之試驗藥物。（資料來源：花蓮慈院研究倫理委員會）

「你的免疫細胞打了一場很完美的勝仗。」腫瘤消失不見了，其實連我自己都深感訝異，還不禁一直對他說著：「這個免疫治療，有效的時候，真的很誇張！」

雖然他的治療沒有就此結束，日後還是折磨了好一段時間，尤其在肋膜積水時最令我們擔心，擔心腫瘤是否復發轉移？好在，那不過是結核菌在作祟。

他體內原本就存有結核菌，結核菌感染時，有

圖二十六之一

虛驚一場——偽惡化

免疫治療有時候會有一種現象，叫作偽惡化（pseudoprogression）。意思是剛治療時，腫瘤會變得更大，過一陣子才又忽然變小，這是因為剛開始，免疫細胞都會集結到腫瘤所在的地方，所以巨觀上看來，腫瘤好像變大了。但在殲滅癌細胞後，腫瘤自然變小，這樣的反應有時很快，也很神奇。圖中的病人，雙側肺葉的腫瘤（箭號），在剛開始的免疫治療後，腫瘤好像微微變大，等接受過兩次免疫治療後，腫瘤瞬間好像縮水一樣，明顯變小。

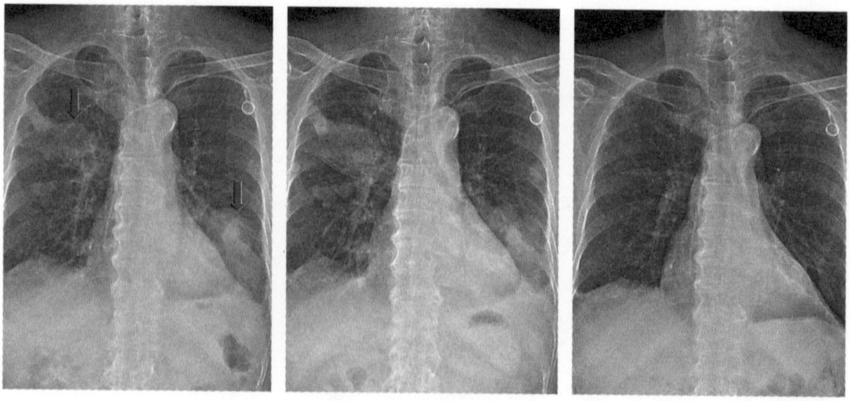

▲ 偽惡化，腫瘤好像更大。　▲ 兩次治療後迅速縮小。

絕大多數人會因為自體免疫而未發病，他就是其一。然而結核菌的存在會讓免疫力變得疲弱，當免疫細胞因為藥物而壯大之後，就會起而攻擊結核菌。他的肋膜積水，看來就是另一場廝殺所引發的血流成河。

無論如何，這一切都還是有個令人欣慰的結局，至少我們將他要走往安寧緩和的那一段距離，又拉開了好幾里路。

第27章 前導性輔助治療與輔助治療

世間沒有早知道，尤其在面對疾病時，每一個治療的抉擇就像一條叉路，即使指示分明，仍會讓人猶豫不決。很多人一聽到副作用，就連診斷都不敢接受，因為只會想到立即的風險，無法體會不久將面臨疾病惡化的苦痛。治療的過程往往只能從幾種可能的方式先選一種，期盼好運多一點，壞運少一些；奇蹟似的療效可遇不可求，但總祈求比其他病人幸運一點。

她曾有那個機會走向更好的平坦大道，只是最後那段路的抉擇，卻誤打誤撞闖進了坎坷幽暗的隧道，直到好一陣子之後，才終於駛離低矮的隧道口，看見一片星光燦爛。

前導性輔助治療的功效

起初她的病歷來到我眼前的時候，她本人並沒有在現場，而是透過我們大林慈院的同仁送到我手中。同仁說，對方是自己的親妹妹，同血同源，目前正處於剛確診肺腺癌的低谷中，倉皇失措的不知道該何去何從。

「是健康檢查異常，才進一步確診的。」同仁語帶苦楚，肺腺癌雖然不是在自己身上作祟，但發生在至親身上，利刃猶如也架在自己的脖子上，隨時都會取走所有快樂與希望，將面臨喪親威脅那撕裂心脾的麻袋惡狠狠地拋過來。

同仁希望我能給妹妹一條繩子，將她拉拔起來，也將自己拯救出來。抽了個空檔，我仔細地看著那份病歷資料，這份病歷就像一幅完整的畫作，她的主治醫師謹慎的將每一個檢查幾乎都做了一遍，自然也包含基因檢測。在她體內發生的戰爭，屬肺腺癌第三期B，與第四期僅一簾之隔。

她右下的肺葉白一片，透過電腦斷層影像，那顆腫瘤長得就像一顆健康營養又無害的荷包蛋，那顯然是一個半實質的毛玻璃病灶，由於腫瘤的身型已不小，幾乎有七、八成的機率是屬於惡性的。慶幸的是，腫瘤似乎尚未有轉移的跡象，從大小、形狀與位置評估，有機會用開刀的方式取出，但仍有一定的困難，恐怕在開刀時無法清除得很乾淨。

我認為，在動手術前，她可以先進行「前輔助治療」或叫作「前導性輔助治療」。

肺癌細胞尤其難纏，平均在開刀之後有四成以上的復發機率，前導性輔助治療即是在手術之前，先給予全身或局部性的治療，將一些微量但已經散出去的癌細胞殺乾淨，同時也讓腫瘤本身盡可能縮小，此時再進行手術，就有機會能將腫瘤取得乾淨，也降低復發機率；反之，在手術後為了將可能殘存的癌細胞摧毀殆盡所做的治療，則稱之為「輔助治療」。

前導性輔助治療的方式很多，無論是化療、放射線治療、標靶治療或是免疫治療都是可供挑選的項目，視病人的病況與證據醫學的資料供評估抉擇，近年來針對前導性輔助治療也出現眾多的討論與成果發表。病歷上的數據告訴我，她的免疫指數很高，倘若選擇免疫治療，可能會有令人樂觀的的反應出現。

雖然免疫療法金額高昂，但相較於第四期肺癌的常規療程，或用於化放療以後的輔助維持治療，短則需要持續一至兩年；而用於前導性輔助治療的免疫療法，僅需施打二至三劑，帶來的經濟衝擊相對溫和得多。於是在縝密評估之後，我告訴同仁我的想法，「如果能先以免疫療法作為前導性輔助治療，之後再開刀，應該會帶來一些不錯的幫助。」

我的建議透過同仁傳到她那裡，再經由她傳達給原醫院的主治醫師，於是一場討論會議就此展開，會議上的討論相當熱烈，但方向也很一致，醫療團隊肯定前導性輔助治療的方法，但也認為免疫療法才剛問世，客觀證據還不夠紮實，於是最後的討論結果，病人還是選擇傳統處方，以較熟悉的化療作為前導性輔助治療。

化療的有效機率僅三至四成，而她正巧就掉入最不幸的那一邊，成為六、七成占比的其中一員。兩次化療之後，那顆像荷包蛋的腫瘤非但沒有縮小，反而變得更大，在體內囂張地滋滋作響。此時，主治醫師已別無選擇，決定趕緊將她送上手術臺。

這場手術艱鉅難行，刺眼的手術燈照在所有人身上，為現場的醫療團隊以及她的身心都帶來灼熱的痛苦，手術結束後，無奈的宣告僅能取出大部分的腫瘤，仍有難以清理的殘存被留在體內，僅能繼續以化療配合放射線治療繼續對抗這些根深蒂固的癌細胞。

標靶藥物與免疫療法

開刀前的前導性輔助治療，以及開刀後為了將可能殘存的癌細胞殺死的輔助治療，持續的在醫界與學界展開熱烈的討論，研究所帶來的文獻資料眾多，其中就有研究表示，在二〇〇〇年以前，以單純化療結合放射線治療作為前導性輔助治療未必能帶來更加成的效果，且放射治療之後，會讓體內的組織變得沾黏，反而增添後續手術的困難；而若單純只用化療，也只能增加百分之五的存活率，成效很難令人滿意。

手術後短短不到兩個月的時間，她的意識開始飽受衝擊，嚴重時更會引發癲癇，檢查後，無奈的被告知，已經腦部轉移了。

「如果當初什麼也不做，其實也是會走到轉移這一步……」她與家人難免會怨天尤人，心想著這一路走來的艱辛療程，只是為了證明他們所承受的身心壓力，原來都只是徒勞無功？

雖然現實為她帶來徹底的絕望，但她仍然堅持要與之奮戰，這場戰爭尚未戰到一兵一卒，她沒有理由從戰場上舉白旗。於是她來到我這裡，祈求後援的號角能夠在黑夜中響起。

針對她腦部的腫瘤，我們以放射線治療正面迎戰，而在她肺部的那顆荷包蛋殘塊，我仍選擇以免疫治療作為對抗工具。至今，免疫治療持續了兩年的時間，腫瘤幾近消散，也未曾顯示有變大的跡象，或許是被控制得當，但也可能戰場早已沒有械鬥，只殘存一片廢墟。

無論如何，病情的穩定為她與家人都帶來難得寧靜的安慰。

也有人會問，令人信任的標靶藥物是否能成為更可靠有效的前導性輔助治療？早些年的研究無法顯示較好的效果。而根據二〇二〇到二〇二一年的最新資料顯示，針對特殊致癌基因，如表皮生長因子受體的第三代標靶藥物，在術後輔助治療所帶來的幫助頗令人振奮，值得期待。但要不要用於術前的前導性輔助治療則尚未有定論。

但另一方面，免疫療法的研究分析所帶來的希望就令人開懷得多，根據較早的動物實驗，免疫療法無論是作為開刀前的前導性輔助治療，或是開刀後的輔助治療，都比什麼都不做來得好，尤其在開刀前作為前導性輔助治療，初步使用於早期肺癌病人的臨床效果更明顯（圖二十七之一），最好的效果是只要施打兩次，就有可能讓腫瘤縮小百分之四十五的驚人效果，即使效果不到巔峰，也能帶來五年的壽命延續。

這幾年來，對於免疫治療作為前導性輔助治療與輔助治療方面，陸續有新數據誕生，表示若化療能帶來不到百分之五的存活率，那麼以化療搭配免疫治療作為新輔助治療，就能向上提升至百分之二十至三十！

未來，免疫治療在肺癌的前導性輔助治療上，很可能扮演極其出色的要角，隨著藥物的更新與提升，想必也能帶來更佳的期待與希望。

圖二十七之一

新式的免疫轟炸

上圖是前導性輔助治療之前的縱膈腔電腦斷層影像，箭號所指出較灰階的部分是盤據在血管（白色顯影）周圍的轉移性淋巴結，這樣的狀況，常常代表開刀無法剝離乾淨。下圖是經過兩次前導性免疫治療，原先的淋巴結幾乎縮小到看不見。病人順利接受手術切除，病理上也看不到殘存的癌細胞。

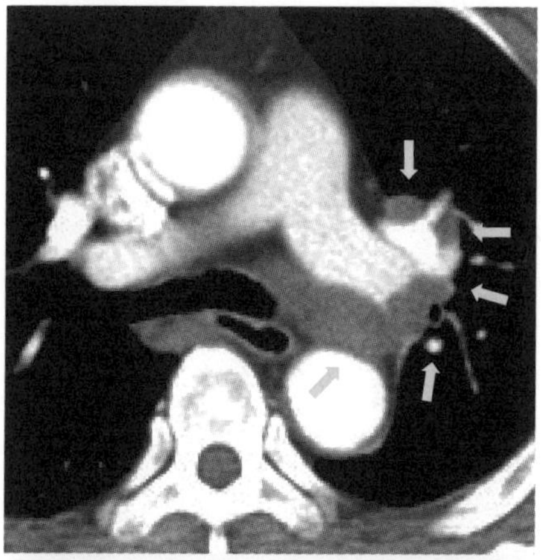

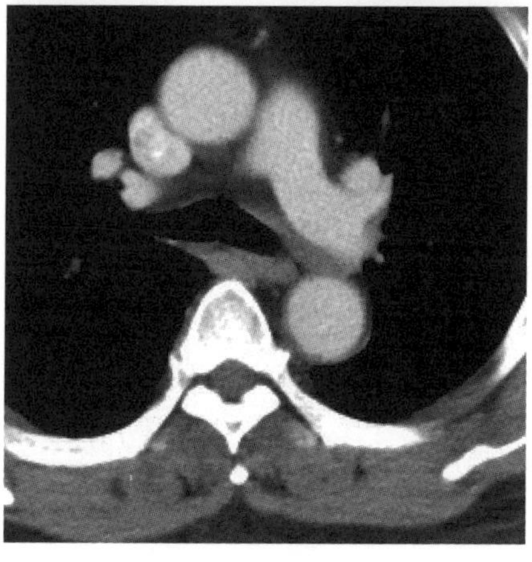

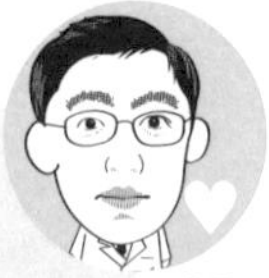

賴醫師小叮嚀

進入精準醫療的時代，肺癌的治療已經不是開刀，放射治療，化學治療，這樣三言兩語就打發掉的，概念上如果是還沒轉移，臨床分期在第一或第二期，精準的手術治療首重完整肺葉或肺節的切除及縱膈腔淋巴結摘除或取樣，但光是手術還無法避免一些潛在性的轉移，可能更有利的作法還包括了前導性輔助治療及術後輔助治療。以往不管前導性或術後的輔助治療大約都只有增加百分之五的存活機會，較新的證據提供了更好的成果，包括術前先給三個療程的免疫化學治療作為前導性治療，或者針對特殊致癌基因（驅動基因）如 EGFR 突變的病患，在手術後給予標靶治療等，都可以增加更好的存活機會。

第三期肺癌是最複雜的，通常需要肺癌團隊討論擬定最有利的治療組合。部分病人適合以第一、二期的作法進行治療；一部分有致癌基因的第三期後期病人，也可以使用標靶治療，另一部分病人的標準作法則是化學放射治療的組合，搭配放射治療，給予二至四個療程的化學治療，後續可再加上一年的免疫治療。

第四期肺癌的治療，概念上就是要動用全身性的治療，額外要考慮的是中樞神經（腦部）有沒有轉移。目前有三大類主要的全身性治療，包括標靶治療、免疫治療與化學治療；逐漸成熟的還有不同的組合，如雙標靶的單株抗體、抗體藥物複合體（antibody-drug conjugate，想像是巡航導彈或是無人機定位後飛彈攻擊的概念）等。不是用標靶藥物就是最好的，但是如果適合使用標靶藥物的情況下，優先使用有最大的好處，而且一些標靶藥物對腦部轉移也有很好的效果。適不適合標靶藥物必須以基因檢測結果來分析，不同基因突變有不同合適的標靶藥物，要檢驗的基因可能越來越多，目前雖然多以單一基因循序檢查，趨勢上則逐漸以次世代基因定序的方法，一次完成多種基因定序，再決定哪種藥物較適合。免疫治療也需要看指標（如 PD-L1, TMB），指標高的（PD-L1 > 50%）有效機會大。PD-L1 未高於百分之五十可以考慮與化學治療並用。不少人堅持不接受化學治療！其實現今的化學治療與以往比起來進步很多，不但副作用少很多，效果亦增加不少，而且一些減緩副作用的藥，如止吐藥等都有更好的效果。特別要叮囑的，化學治療使用在某些病人的肺癌上，有時效果還高於標靶治療，而有些標靶治療有效的病人，對某些化療處方也有較好的效果，我們總是跟小孩子說不偏食，才能長得高，同樣的，能夠接受各種治療，才更有機會活得長長久久。

第四部 身心無憾

【第28章】在身心舒適的地方治療

【第29章】醫病，也醫心

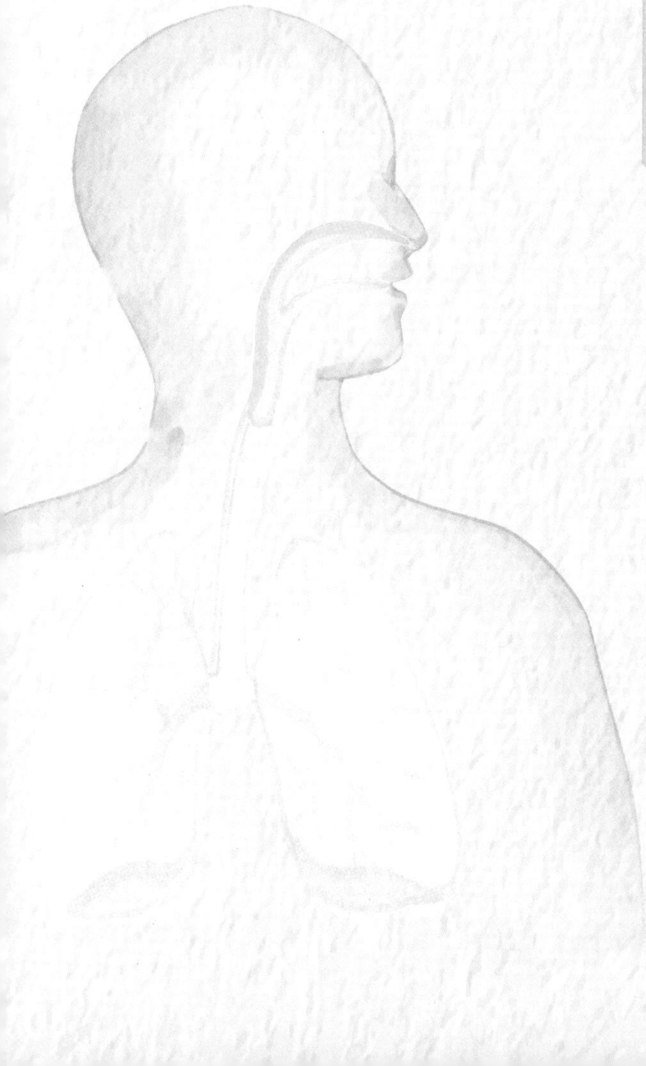

第28章 在身心舒適的地方治療

又是一個肺癌家族。家族間的直系血親有較高的罹癌風險，即使都是肺癌，也不見得致癌基因都是一樣的，肺癌家族的發生，目前有幾種解釋，一是在遺傳上，他們的修復基因可能功能上較不足；再者，也可能是因為他們在某一個時段中，不僅生活習慣相同，也暴露在同樣的危險因子或基因傷害之下。

先天與後天的前仆與後繼，都有可能種下家族內多名成員罹患肺癌的導火線。而她，是現今家族內第二個發現罹患肺癌的人，但她寧可自己是第一個。

悲痛欲絕的母親

談起病床上的兒子，她臉上的愁苦總是大於驕傲。打自兒子出生開始，她就為他未來人生規劃出美好的藍圖，然而猛一回首卻愕然發現，早已將劇本背得滾瓜爛熟的她，怎麼會在要上臺之際走錯了戲棚？

「他很小的時候，我們就送他到澳洲唸書。」那已經是二十幾年前的事情了，雖然她沒細說當時的家境，但可想而知，能在那個年代能將孩子送出國唸書，家庭狀況肯定是小康以上。然而那段過去卻沒我想像中的光鮮亮麗，回憶就像把刺，不時的將她戳得鮮血直流，她說，幾乎是在同時之間，很多事情都變了調。

自小與他們分隔兩地的孩子與他們愈來愈疏離，這段沒有父母陪伴成長的日子裡，沒有親情的以愛澆灌，他的心逐漸乾裂，等到孩子即將回國之際，他們才發現孩子的個性變得既易怒又暴躁，只要一不如他意，串串罵人的英文就會形成利刃，狠狠傷了他們的心。

但這還不是最走調的劇情。

「他才三十幾歲就罹患肺癌，怎麼會這樣？」她不止一次抬起那雙填滿悲苦的眼看著我，而我也不只一次回以安慰。但答案，說一次就夠了，再說也只是徒增悲傷。

孩子確診肺腺癌之後，她傾盡心力陪伴在病榻旁細心呵護與照顧，彷彿是要將孩子童年時沒給他的愛全都掏出來，甚至還加上為數不少的利息。但就在她照顧孩子的過程中，先生驟然離世，留下的除了悲傷，還有數不清的債務。

誓願要牽手一生的伴侶撒手人寰，帶走的不只是家裡的一根支柱，那些債務也讓她身邊所有的至親紛紛趨避，大家都怕，怕這樣負債累累又要照顧正在抗癌家人的她會開口借錢。

她不只孤單，同時也相當的絕望，尤其在兒子出現腦部轉移之後，面對未來人生，她只覺得前途茫茫，同時也惶惶不安。

「我很擔心……」她欲言又止，只怕接下來要說出口的話，我們會給予反駁，笑她庸人自擾。她在心中咀嚼了無數個晚上，想著任何的可能與不幸，才終於勇敢的開口告訴我，她想做檢查，「如果肺癌有家族的基因，那麼我也擔心自己會不會也有問題。」

這些日子以來，她不斷的在記憶中抽絲剝繭，印象中肺癌近距離接近她的次數，不只兒子確診這麼一次而已，「我媽媽跟奶奶，也都是肺腺癌過世的。」

母親確診

她把記憶具體化為語言之後，我們所能給的少數安慰，突然之間被抽出並錯放在一個擁擠的月臺——火車雖近在咫尺，卻怎麼也擠不上車。這是必須被嚴肅看待的事情，當然，她的憂慮可能不會存在，但也不是百分之百的不無可能，於是我們很快的就將她列入檢查名單。

檢查的結果確認所有負面的想像，即使她未曾感覺到任何的不適，但體內的變化早已開始由清而濁。我沉重的向她揭曉答案，是肺癌，而且很可能跟他的兒子、母親以及奶奶一樣，大概都是肺腺癌。

她那張因為照顧兒子而疲憊不堪的臉意外的冷靜，或許是因為打擊來得太多，遍體鱗傷的她已經沒有太多知覺感官可供破壞了。她沉靜了一些時間，然後問我接下來該怎麼辦？依她的病情，她能做些什麼？

在照顧兒子這麼長的一段時日裡，她對肺癌的病程與治療，瞭解的程度幾乎就要與我們無異，她不僅聽得懂專業名詞，也理解各種治療將會如何進行，以及分別所帶來的副作用狀況，甚至知道當這些副作用發生的時候可以怎麼解決。

「你的狀況可以開刀。」聽見我說的話，溫熱的情緒才終於鑽進了她冰冷已久的心脾。她拽著微弱的樂觀心想，既然能夠開刀，那麼就代表病情還不到最悲觀的地步，她還可以活，至少還能活著照顧她的兒子。

手術進行得相當順利，她的恢復能力更令我們深感意外。只是她還來不及為自己的表現喝采，兒子的病程卻急速與她反其道而行，經過那麼多治療，也熬過了好長一段時日，但最終腫瘤仍然趁著黑夜出走，它穿起一身黑衣，偷偷摸摸的游移四處，最後走進了最難攻破的那道大門。

那是腦膜轉移。當城門被攻破之後，一切就兵敗如山倒了，病程發展又急又快，任她再怎麼小心呵護，也阻擋不了癌細胞在她兒子體內恣意妄為，母愛在此時此刻已經無法再發揮撼動天地的力量，不久之後，她兒子就走上腦膜轉移的既定行程——恍神、說話不清、昏睡、昏迷，然後——離家遠行。

生、老、病、死這個朗朗上口的法則，她的兒子卻漏失了其中一段旅程，他還沒有經歷老去，短短三十幾年的人生也活得並不暢快，最後的最後，還被肺癌糾纏折磨。她的世界在兒子死了之後崩毀了大半，喪親之痛遲遲無法平復。

固定的回診，似乎只是要由醫學證明她自己還活著，還在呼吸，還是一個活生生的人，而不是被癌症給鳩佔鵲巢的軀體。

直到肺癌又復發之後，一道雷擊中她心門。她鼓起勇氣告訴我，她不能再這樣下去了，她向我保證她會持續的接受治療，但請我將她轉診到其他醫院、其他醫師手中。

「我沒有辦法再踏進大林慈濟醫院，每次一來，我就想到我兒子，想著他的病、他的痛，還有那些數之不盡的折磨。」折磨的畫面，不只是兒子身體日益的敗壞，還有她眼見孩子痛苦而飽受摧殘的感受。這些回憶在每一次踏進醫院時，就會鮮明的浮現腦海。

我嘗試理解她的感受，對她而言，這間醫院不僅是兒子嚥下最後一口氣的悲痛之地，或許也會打擊她持續接受治療的士氣。於是我很快就同意她的決定，將她推薦到另一間離她住家比較近的醫院去，並且向她保證，隨時有治療上的問題，都可以聯繫我們，我很樂意提供她日後療程上的任何討論。

從此，她的身形離開我的視線，但她的聲音卻時常響起耳邊，每當用藥必須調整、治療方向必須改變，她就會打電話來，詢問我哪個抉擇才是好？我給她建議，也藉由這樣一通通的電話知道她一切都好，而且正在積極的與疾病對抗，在一個不會帶給她身心壓力與絕望的地方治療，給足了讓她活下去的勇氣，這樣就足以令人深感安慰了。

第29章

醫病，也醫心

我的老師曾說過一個令他記憶始終鮮明的醫病故事。他說，當他的手一伸過去，病人馬上往後跳了一步，摀著脖子驚駭的像是在面對一隻即將要將他勒斃的巨型觸角，直說：「你不要再摸我的脖子了！」

老師萬般委屈的說，這絕對是他第一次為這名病人觸診，畢竟他們才第一次見面，那個「再」的指控來得突然。但是病人驚恐的模樣讓他決定耐心以對，以找出藏身在驚恐與「再」背後的苦痛回憶。

「他是標準的 Hospital shopping。」老師終於瞭解，因為身上的病，這位病人換了一間又一間的醫院，只要覺得不滿意，馬上就到另一家醫院去（這種情況，我們會稱為 hospital shopping），「他說每間醫院的醫師看到他脖子上有一顆，就會伸手過去觸診，然後告訴他一模一樣的診斷。」

說著，驚恐才從病人的臉上散去，取而代之的是一股了無生氣的頹然，「所以你不要再摸了，我只希望有醫師告訴我，不是腫瘤……」

醫院，是一個太過匆忙、時間轉動速度也太快的地方。面對診間外等候的眾多病人，醫與病之間往往必須得捨棄太多的閒話家常以及與疾病不相關的談話，也因此常常在某些決定發生的時刻，病人搖擺不定的態度、堅決不治療的恐懼以及難以說服溝通的樣貌，我們的苦口婆心，在無法瞭解箇中緣由的情況底下，往往徒勞無功。

他們夫妻倆來到我這裡時，生病的太太早已經在住家附近的醫院進行過一段時間的治療，起初標靶藥物發揮應當有的效果，她也極為配合的按時服藥，無奈在一段時間過後宣布產生了抗藥性，於是主治醫師建議，接下來應該嘗試用化療的方法。

她想也不想的便斷然拒絕了。她的拒絕就像座綿延的大山，無論是醫師或是陪伴她抗癌的先生，都沒有人能撼動一分一寸，最後眾人只能妥協，醫師苦惱了好一陣子，才終於找到另一個可能的治療方法，「現在第三代標靶上市，如果你堅持不化療，看來只能吃這個了……」

醫師的無奈他們看在眼裡，加上面對原本標靶的抗藥，信心已經開始動搖，於是他們決定替自己找尋其他機會，於是就到我這裡來。

看著她所帶來的病歷資料，我認為第三代標靶藥物針對她身上的突變基因未必能發揮很好的效果，「而且現在還在自費階段，藥價非常的昂貴，我認為我們可以嘗試其他的治療方式。」

根據她的病情條件，我認為免疫治療加化療並行，應該會有一定的成效出現。

起先她也是想也不想就斷然拒絕了。我心裡暗暗猜想，或許是曾耳聞免疫治療的費用相當昂貴吧！於是自以為天真的將心裡的解套方式滔滔說出：「現在有些臨床試驗可以參與，有機會免費使用免疫的藥物，經濟上不用太擔心。」

但她仍沒鬆開始終嚴肅的面容，我知道她還在抗拒，但是抗拒的緣由卻一直深藏在緊閉的嘴脣後方，不願大方透露。

她與先生都是慈濟志工，在基於信任「自己的醫院」與「自己的醫師」的心念下，才終於勉強同意治療。但這個同意卻沒有留存太久的時間，一住進醫院，才剛在做療程前的準備，她又嚷嚷著要回家，說著再怎麼樣也不願意做化療。

當濃霧終於被初昇的太陽給大力撥開時，我們這才終於能看見眼前的風景。原來讓她抗拒的，始終都是化療，而不是她對於生命的放棄，更不是錢的問題。但對我而言，日出的光線還太過薄弱，尚有一片薄霧未被蒸發殆盡，眼前仍有朦朧、未解的謎團。

我能明白化療之於某些人而言有既定的壞印象，因此曾在我面前直言表達抗拒治療的人並不少。於是我告訴她現在很多病人打化療幾乎不會有太多不舒服的狀況，源於第三代化療副作用較少，且針對副作用的藥物，如止吐等的效果也比以前可靠有效的多，對大部分人而言，即使會帶來不舒服，幾乎都在可以忍受的範圍。

「你還不到六十歲，體能狀況也不錯，一定可以度過化療。」面對我的勸說，她起初給予的回應依舊是堅不可摧的銅牆鐵壁，將眾人都拒於那道牆的後方。

我們幾乎已經無能為力，深愛她的先生對於太太拒絕治療更是痛心疾首。或許是不忍見我們如此沮喪，好一陣子之後，她才終於從心裡那道緊閉的門後走出來，告訴我們她拒絕化療的緣由。

那已經是許多年前的事情了，「我媽媽也是癌症，另一個癌症。她原本也都堅持不要治療的，可是因為我的不捨跟執著，我替她做了化療的決定，誰知道化療根本沒用，副作用還讓她萬般痛苦，最後還是惡化了。」

回憶讓她心如刀割，幾乎就要讓她又躲回自己內心中的屏障裡，但她還是擠出了最後的勇氣把故事說完，她說最後媽媽還是走了，最後一段路就像是提前到了地獄。

她覺得自己就像是個罪人，親手將自己的母親推下斷崖。於是自責開始在她心中扎下厚實的根，不斷的茁壯並冒出茂密的枝枝葉葉，她的心已經被自責與恐懼給填滿，擁擠得無法再生出信心與樂觀接受這曾讓她母親痛苦難受離開的化療。

我們不再強求，但也不放棄任何足以激勵她的可能。直至兩個月之後，她終於願意再回到診間，因為疾病進展的苦痛，讓她瞭解到，當時她若沒讓母親治療，其實有更折磨的挑戰在後面等著，而她在先生的鼓勵下，也重新拾起掉落的劍，當一名不畏戰的女鬥士。

標靶藥物對另一名病人相對就友善得多，一直以來都在她體內持續的發揮穩定軍心的效果。於是當她第一次向我提出要中斷藥物時，我以為她是因為過於樂觀才說不要再繼續服藥，因此堅決的告訴她，眼下若是停藥，在不受到抑制影響之下，腫瘤很有可能就會再次興風作浪。

面對瞬息萬變的疾病變化，哪怕是一閃神，都可能會被滔滔大浪給捲進海底。她雖然接下了藥單，也依約回診，但幾乎是每一次回診，她都要開口再說一次，說她想停藥。

「這樣就好了，人生這樣就夠了。」最後，她總會說這麼一句話，但我始終都聽不懂這句話究竟想表達什麼。

我甚至懷疑她是不是把藥拿回去，但卻棄置一旁，一顆也沒有吃。慶幸的是，影像結果告訴我，腫瘤的表現一切穩定，像極了洗心革面的惡囚，只是蹲伏在那裡念經靜修，一點殺傷力也沒有。

知道她仍有在吃藥，我的心安了大半，但是每一回，總得花費唇舌，勸說她一定得繼續用藥。這樣的日子持續了好長一段時間，她的沮喪與憂傷到底從何而來？我始終未得破解之法。

為了協助她走出情緒的幽谷，我甚至替她掛了身心科的門診，還直接聯繫當天看診的醫師，她只要直接過去，連等都不用等。可是她沒去，甚至也不來我這裡了。

她的情況還不到可以停藥的樂觀狀態，門診結束，我看了看尚未報到的名單，赫然見到她的名字，於是趕緊請人聯繫她，請她近期內一定得再回診拿藥。兩週後，她回來了，拿了藥也沒多說什麼就離開了，之後這樣的缺席不斷的上演，間隔拉得愈來愈長，最後甚至有大半年的時間都看不見她的身影。

直到有一天，她來了，是自己掛的號。憂愁盤據在我心裡，我猜想會不會是病情惡化了？

不出我所料，她的病情惡化了，咳嗽幾乎佔據她所有清醒與半夢半醒的時光，讓她苦不堪言。她苦苦的說：「原來疾病到了末期，也不是想走就可以輕鬆的走的……」

話題難得有了溫床，她開始講起自己的故事（圖二十九之一）。先生早逝之後，她獨自撫養三個孩子，兼顧家庭與職場的日子，無論是哪一方面都讓她深感不易，日子一年年的過，三個孩子好不容易到了能獨立自主的年紀，正當她要喘一口氣時，婆婆卻走入了疾病的漩渦中，而自己也面臨肺癌的侵襲。

「她非要我不可，之前有幾次沒來，是因為她不讓我離開她身邊。」她一面要照顧婆婆，一面要照顧自己，巨大的壓力強行的將她身心給拖垮，也讓她萌生起與世辭別的念頭，因此多次提起停藥，是源於她想讓肺癌帶自己一走了之。

這一次又回診，是因為婆婆在前些時候仙逝，一方面也是巨咳不止的痛苦，激起了她尋求安穩的意志。

她向我慎重的道歉與道謝，謝謝我們在她反覆消失的這些日子以來，不停的打電話關心她並請她務必回診。但其實要感謝的是我，謝謝她掏心將這些不堪的苦痛解釋給我聽，也謝謝她願意回來，讓我們有機會再照顧她。而更幸運的事，後續的基因檢測顯示，第三代的標靶藥物對她的腫瘤應該會有很好效果，知道了檢測報告後，我跟診間的護理師都帶點興奮，我們應該又有好長一段時間可以跟她聊天，而且對上人給我們的期許，醫人醫病又醫心有了更深一層的領悟。

圖二十九之一

醫人、醫病、還醫心

「幸福的家庭都是一樣的，不幸福的家庭都有各自不幸福的原因」，這是托爾斯泰在小說《安娜．卡列尼娜》的開場白。這麼多年來，我始終相信每一位拒絕治療的病人，背後都有令人落淚的理由。

圖裡的病人，在丈夫過世後，獨力扶養三個小孩到成家立業，接續又要照顧臥床的婆婆，於是決定放棄自己的肺癌治療，期間腫瘤持續長大，一直到婆婆過世，病人才回到醫院，而老天總算還醒著，第三代的標靶藥物及時翻轉了病情，也帶回她的笑容。

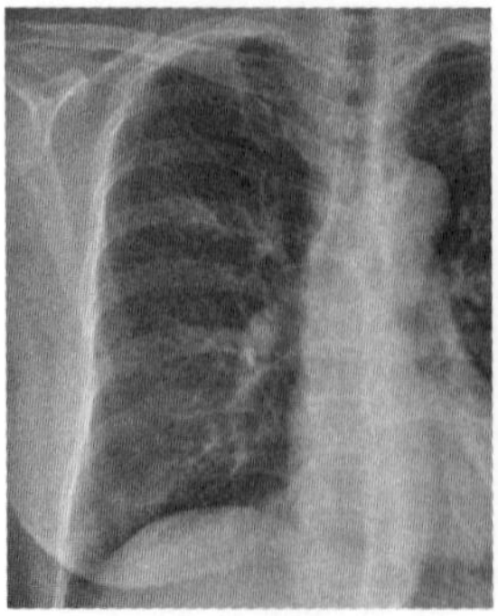

▲ 家庭因素，放棄治療。

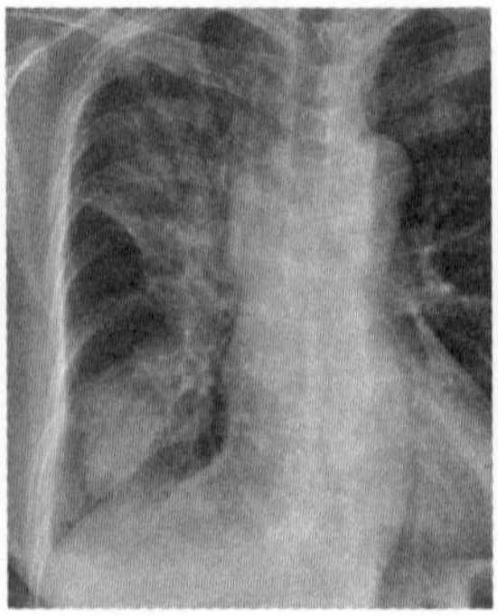

▲ 持續惡化，重新回診。

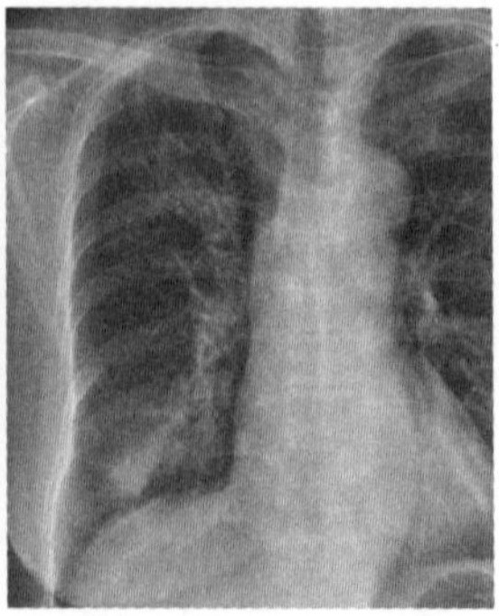

▲ 新藥三個月，重拾健康。

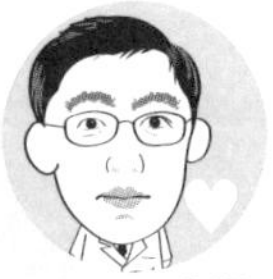

賴醫師小叮嚀

每個肺癌病人身上的腫瘤都不一樣，加上每個人原本的體質，慢性病，甚至於家人支持的程度也不一樣，這影響了每個人治療的效果與副作用的程度。雖然有眾多的不平等，但幸運的是臺灣的醫療，至少維持了每個肺癌病人治療的標準品質，可是光靠抗癌藥物，仍然無法讓人在罹病過程中，順順利利的面對。有許多支持性的藥物與非藥物的幫忙，能讓病友及家屬較舒坦地度過，比如說疼痛與氣喘的控制，骨轉移或血栓的處理，高血鈣或低血鈉的治療，惡病質與噁心嘔吐的改善等；除此之外，心理師的輔導與營養師的飲食建議，加上個管師的聯絡諮詢等，也讓癌友能更安心的對抗癌症。近幾年來，緩和醫療與安寧照護更是對晚期病人帶來很大的助益。特別要強調的是緩和醫療的概念，不是到末期才會介入，經由藥物及非藥物的幫忙，能讓病人有更好的症狀緩解，而及早的安寧治療，更能讓病人與親友們經由身心靈的撫慰，正向面對自然法則，心安無憾。總之，肺癌在現今的治療是一個全人的醫療，從早期到癌末都持續在進步，有效的治療，不但幫忙減輕病痛，也帶來更多後續新興治療的機會，鼓勵病友應積極與醫療團隊討論，擬定最有利的治療方式來迎接未來。

結語

迎著陽光向前走

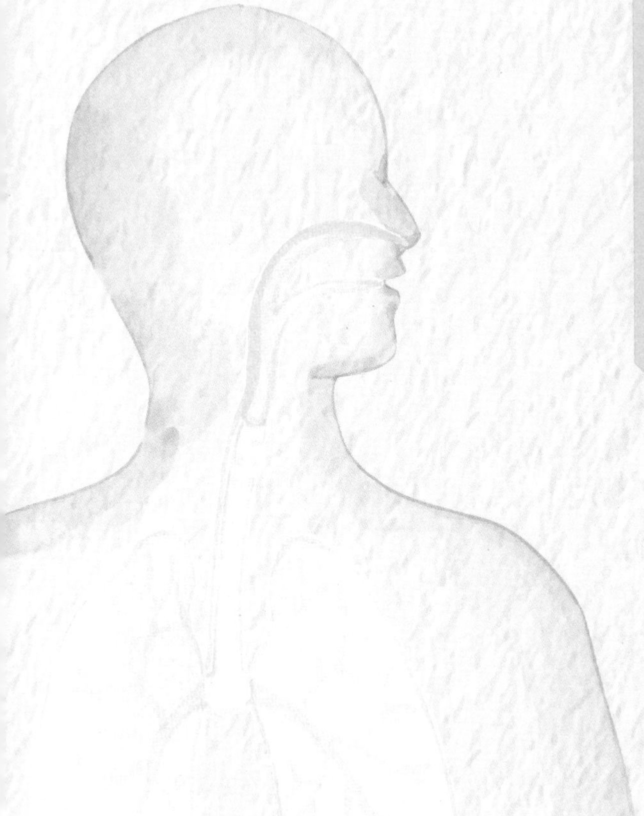

一開始在命名的時候，林俊龍執行長堅持不應該稱做癌症中心，考量的心意很單純也很體貼，只因癌症聽起來似乎毫無希望，走進這個中心的病人，連殘存的信心都可能會因為癌症二字被剝奪。

因此最後大林慈濟醫院決定將這個抗癌之處，稱之為腫瘤中心。畢竟腫瘤不一定是惡性，有許多良性腫瘤；即使是惡性，總還是有可以治療、處理以及改善的機會，我們願正向的訊息能像股和風，在中心內輕輕吹拂，帶來足以安撫人心的力量。

經驗的果實

那是我才剛升上主治醫師不久的時候，在下班之前，檢驗報告出來了，無庸置疑的那位病人確定是罹患肺癌，我心裡著急的想：「這麼重要的訊息，一定要趕緊讓他知道！」於是在忙完手邊的重要工作準備下班時，我先繞去他的病房告訴他這個消息。

看到我，他有些驚訝，我怎麼會在下班時間還在巡房？看見他，我也有點疑惑，一直陪在他身邊照顧的家屬，怎麼連一個人影也看不見？他指了指窗戶外，說家人正巧出去買晚餐。

我不作他想，就將他確診的消息告訴他，震驚讓病房裡的空氣變得有些沉重，但我並不意外，畢竟每一位確診的病人都會走過這段必須得接受的苦痛。於是我給了幾句安慰，便退出房門，獨留他自己默默吸收消化。

我還沒到家就接到消息，說他吵著要跳樓自殺，所幸醫院裡的同仁機警，很快就將他攔截下來，避免一場憾事的發生。

這個事件從此被我狠狠的釘入腦中，提醒著自己每一次要向病人宣布病情時，說出口的話必須要涵養著智慧，也得設身處地的考量給予更多的體貼。

此後，我盡可能會在家屬都在的時候告知病情，並且在帶來確診消息時，連帶的也將仍然擁有的治療機會一併告知，無論那個機會是碩大還是微渺，至少會帶給他們一些足以支撐自己的力量。

身體已經破碎了，我又何嘗要將他們的心摔碎一地呢？即使面對轉移狀況嚴峻，完全沒有任何能帶來希望的治療方式，我也會告訴他們，有哪些局部藥物可以控制目前不舒服的症狀。

為了給病人希望，更為了讓身為主治醫師的自己沒有遺憾，每當病人的治療出現瓶頸，或是出現難解的困境，我都會以翻找相關或最新的醫學研究論文，作為緩解鬱結心情的轉移。如果發現新藥物或療法，真是感覺如獲至寶，立刻研究是否臺灣已經核准進口，或是在醫院執行的可能性。

而參加全球各地舉辦的各式肺癌治療的研討會或是專科醫學年會，不但充實了新知，追上變化萬千的創新治療法，有時也是將自己的臨床研究繼續傳承，不論充電或分享，每次心中都再次燃起對醫療進步的希望之火。我堅信，主治醫師一定要有信心，一定要準備好所有可靠資料與詳細說明，才能在病人與家屬陷入暗室覓無出路時，為他們點起一盞帶來溫暖的明燈。所以我願意熬夜查找文獻，我樂於四處寫信給各地的先進與專家，尋找一絲可能；我也願意加入新藥的臨床試驗計畫，只為有機會能讓病人參與試驗，緊緊把握每一線光明的可能。

疾病的發展雖然偶爾會超乎想像，但大多時候也被我們精準掌握在手中，而我一貫的作法，就是清楚告知。畢竟，得知病情是病患的人權，家屬何嘗不是？

有一封感謝信至今仍躺在我的文件夾裡，信被寄來的時候，那名病人早已經離去多年。寫信的人是他的女兒，信上的字句讓我內心有極大的迴響，對我當年直白的述說表達由衷的謝意，感謝我讓他們面對事實，沒有拽著過度無謂的希望。

我到現在還記得當初是怎麼跟他們說的。我告訴病人要把握時間，保險跟財產都要理出個頭緒來。轉頭，我告訴他的家人，多陪陪父親，尤其是外地的子女，多抽些時間回到家鄉來，因為能與父親對話和相處的日子，已經少到沒有浪費的餘裕了。

我在現場看見絕望迅速堆疊，疊出一座足以壓垮眾人的牆，但當時我卻不覺得自己過於殘忍，如果他們因為幻想著父親其實還有機會，而沒有珍惜最後這段時光，多年後我看到的會是更震碎人心的後悔，這股痛才是會伴隨他們一生的利刃。

依循正統的標準治療

在面對癌症的大舉入侵時，多數病人選擇嚴陣以待，但方法卻不盡相同，有人選擇留在醫院進行標準治療，但也有人選擇信任坊間的各種保證，即使是我的老師——胸腔腫瘤權威的蔡俊明教授，也曾有病人選擇他所建議之外的另類療法。

病人很坦白，告訴他自己要去埔里山區的一處修行道場靜養，還興致勃勃的說：「那裡專門都收一些癌症的病人，用中草藥調養，聽說效果很好，末期的人因此多活了好幾年！」

病人的選擇我們只能給予叮嚀，但最後能做的仍是尊重。老師讓他去了，但也交代公費生的我，下鄉服務到埔里時，有空就去看看他。但老師也認為，以他的病況，應是來日無多了。

因此在過一段時間之後，病人又重回診間時，老師訝異極了！他的病況雖然沒有變好，但也沒有一如預期的走下坡。於是這一回，換老師興致勃勃，抽了個空，請我開車載他過去一探究竟。

山路彎彎繞繞，那個治療的地方並不好找，有幾度我們都得停下來大口的呼吸新鮮空氣，等待腦袋裡的暈眩平緩下來、吐意消散，才再度上車。

當我們終於抵達目的地時，眼前的景象讓我們為之一震！那是一個山谷，聚集不少正在進行治療的癌症病人；頭部轉移的人，就在頭頂放上一包中草藥熱敷，若是肝臟腫瘤的病人，就將全身浸入藥湯裡。

直至今日，我仍然覺得那個影像太震撼人心，詭譎的有些可怕。但諸如此類的坊間治療，至今猶然存在，治療內容聽在我們耳裡，只覺得愈來愈離譜。

我不得不承認，醫療有其極限，但標準治療所能帶給病人的機會不只是生命而已，也包含生活的品質與全人的照顧。即使是常被暱稱是白老鼠實驗的人體試驗，其實也是經過重重的嚴格審核，確保在試驗過程中不會對病人造成傷害。因此當病人的療程已經沒有其他機會時，若遇上了試驗機會，我也會鼓勵他們嘗試，就當給自己一個重新翻牌的機會。

飲食、鼓勵與陪伴

除了治療方式，肺癌病人最為糾結的，就是無可避免的飲食議題，錯誤的訊息流傳太容易擾動這群脆弱之人的心，在毫無求證之下，就聽信了任何可能影響癌症進展的飲食建議。

有人說，應該要大量進食紅肉，才有足夠的體力面對艱困的療程。曾有一位醫師問我，大林慈濟醫院的病人不乏素食者，在治療效果上會不會有所影響？這個提問就像上課鐘，提醒著我專注觀察，而事實證明，他們的治療效果非但沒有比葷食者差，若以標靶治療的反應及有效時間來看，素食者有效的程度甚至還能維持更久一些。

在大多數的情況下，飲食其實沒有眾人想像的如此拘謹，除了熟食是基本要件，清淡飲食無非也只是因為治療過程中容易不舒服，因此建議避免油膩成分以讓腸胃舒適一些。對於病人口味可能因疾病或治療而改變，原本喜歡的反而覺得噁心，有時略有所聞。

此外，也有人認為腸胃道的好菌在免疫治療上能扮演一個舉足輕重的角色，就目前研究所知，使用抗生素會影響腸胃道裡的菌種，因此對免疫治療效果會產生一定的破壞，但是除此之外，其實沒有其他關於腸胃道對免疫治療的相關研究。尤其是吃益生菌能不能幫上忙尚無確切定論，更甚者，是不是反而會造成適得其反的效果，其實也說不定。因此在病人向我提出吃益生菌的評估時，我總會以中立的角度告訴他們：「維持一般正常且均衡的飲食就夠了。」

對肺癌病人而言，最重要的無非是定期追蹤，在定期追蹤之下，即使復發或是產生另一個癌症，都能因為發現得早而獲得更充裕的治療機會。

若真說要補充什麼樣的「保養品」，我想，應該就是「鼓勵與陪伴」吧！抗癌之路或許艱辛，但肺癌無論在診斷、治療以及新式藥物的研發上，都已經有了大幅的進展，而且還在持續不斷的向前推進，懷持著希望面向未來，迎著陽光向前走，或許會有那麼一天，終能見得美麗的花園。

悅讀健康系列 HD3180

肺癌臨床診療關鍵筆記：胸腔內科專家賴俊良醫師精準剖析與治療

主　　述／賴俊良
撰　　文／凃心怡
選　　書／陳玉春
主　　編／陳玉春

執行主編／曾慶方、楊金燕
人像插畫繪圖／林惠萍
企畫統籌＆校對／佛教慈濟醫療財團法人人文傳播室

行銷經理／王維君
業務經理／羅越華
總 編 輯／林小鈴
發 行 人／何飛鵬

出　　版／原水文化
台北市民生東路二段141號8樓
電話：02-2500-7008
傳真：02-2502-7676
發　　行／英屬蓋曼群島商家庭傳媒股份有限公司城邦分公司
台北市中山區民生東路二段141號11樓
書虫客服服務專線：02-25007718；02-25007719
24小時傳真專線：02-25001990；02-25001991
服務時間：週一至週五上午09:30-12:00；下午13:30-17:00
讀者服務信箱E-mail：service@readingclub.com.tw
劃撥帳號／19863813；戶名：書虫股份有限公司
香港發行／城邦（香港）出版集團有限公司
香港灣仔駱克道193號東超商業中心1樓
電話：852-2508-6231　傳真：852-2578-9337
電郵：hkcite@biznetvigator.com
馬新發行／城邦（馬新）出版集團 Cite (M) Sdn Bhd
41, Jalan Radin Anum, Bandar Baru Sri Petaling,
57000 Kuala Lumpur, Malaysia.
Tel：(603)90563833　Fax：(603)90576622
Email：services@cite.my

城邦讀書花園 www.cite.com.tw

美術設計＆排版／張曉珍
攝　　影／徐榕志（子宇影像有限公司）
製版印刷／科億資訊科技有限公司
初版一刷／2022年9月20日
定　　價／450元
ISBN：978-626-96220-6-1（平裝）
ISBN：978-626-96478-0-4（EPUB）

國家圖書館出版品預行編目資料

肺癌臨床診療關鍵筆記：胸腔內科專家賴俊良醫師精準剖析與治療/賴俊良主述；凃心怡撰文. -- 初版. -- 臺北市：原水文化出版：英屬蓋曼群島商家庭傳媒股份有限公司城邦分公司發行, 2022.09
面；　公分. -- (悅讀健康系列；HD3180)
ISBN 978-626-96220-6-1(平裝)

1.CST: 肺癌

415.4682　　111011605